W0256861

ISBN 978-3-662-27618-1   978-3-662-29105-4 (eBook)
DOI 10.1007/978-3-662-29105-4

Die
Auskunfts- und Fürsorgestelle
für Lungenkranke
wie sie ist und wie sie sein soll

Von

Dr. K. W. Jötten

o. ö. Professor der Hygiene und Direktor
des Hygienischen Instituts der Universität
Munster i. W.

Zweite
erweiterte Auflage

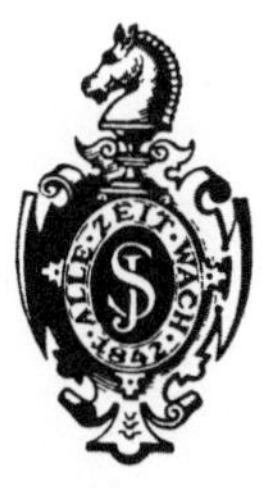

SPRINGER-VERLAG BERLIN HEIDELBERG GMBH 1926

ISBN 978-3-662-27618-1   ISBN 978-3-662-29105-4 (eBook)
DOI 10.1007/978-3-662-29105-4

Alle Rechte, insbesondere das der Übersetzung
in fremde Sprachen, vorbehalten.

Vorwort zur zweiten Auflage.

Dem Wunsche des Verlages nach einer Neuauflage vorliegender Schrift komme ich gern nach, wenn ich mir auch klar bin, daß meine in den Jahren 1919—1920 erhobenen Zahlen über die Tätigkeit der Auskunfts- und Fürsorgestellen für Lungenkranke nicht mehr ganz den augenblicklichen Verhältnissen entsprechen. Trotzdem gibt mir aber die Aufnahme, die die erste Auflage in den in Frage kommenden Kreisen gefunden hat, die Gewähr, daß eine abermalige Veröffentlichung nicht überflüssig erscheint, zumal ich mich bemüht habe, durch Anfügung neuen Tatsachen- und Zahlenmaterials einer Reihe größerer Fürsorgestellen auch aus früheren Jahren die Beurteilung der Fürsorgestellenarbeit zu ergänzen. Da zudem von einigen Kritikern auch die vorliegende Arbeit als zu Propaganda- und Lehrzwecken geeignet bezeichnet worden ist, habe ich einige entsprechende Absätze eingefügt, die mir in dieser Hinsicht besonders wertvoll erschienen. Dabei gebe ich mich keineswegs der Meinung hin, etwas Vollständiges bieten zu können. Hierzu wäre eine viel sorgfältigere Berichterstattung von seiten der Fürsorgestellen nötig, die aber zur Zeit noch viel zu wünschen übrig läßt. Wenn ich aber mit meiner Schrift die in der Fürsorgearbeit Stehenden wenigstens davon überzeugen könnte, daß eine gute, richtig geführte Statistik nicht eine unnötige Zeitvergeudung bedeutet, sondern durch sie wichtige Rückschlüsse bezüglich des Standes unserer Tuberkulosebekämpfung möglich sind, so glaube ich meinerseits auch eine kleine Aufgabe im Dienste der Seuchenbekämpfung erfüllt zu haben.

Münster i. W., den 1. Dezember 1925.

K. W. Jötten.

Inhaltsverzeichnis.

	Seite
1. Einleitung	1
a) Bekämpfung der Tuberkulose als Volkskrankheit	1
b) Entwicklung der Fürsorgestellen in Deutschland	10
2. Pütters Programm	17
3. Organisationsfragen	24
4. Unterbringung und Einrichtung	29
5. Arbeitsmethoden	37
a) Aufnahme- und Untersuchungswesen	37
b) Behandlung in den Fürsorgestellen	39
6. Entlastung der Fürsorgearbeit	42
7. Weiterer Ausbau der Fürsorgestellen und entsprechende gesetzliche Maßnahmen	46
8. Tätigkeit der Fürsorgestellen in den Berichtsjahren 1919 und 1920	58
a) Auffindung der Tuberkulösen	65
b) Versorgung der Fürsorglinge	92
c) Finanzierung der Fürsorgestellen	107
d) Aufklärung	114
9. Schlußbetrachtungen	124

1. Einleitung.

a) Bekämpfung der Tuberkulose als Volkskrankheit.

Von fast allen Infektionskrankheiten unterscheidet sich die Tuberkulose dadurch, daß sie ständig herrscht und alljährlich zahlreiche Opfer fordert. Sie hat sich in allen Gegenden Deutschlands seit langer Zeit eingenistet, in jeder Stadt und in jedem Dorf kommt sie endemisch vor und zeigt in ihrem Verlauf meistens einen überaus chronischen Charakter. So kommt es, daß wir trotz der früheren Bekämpfungsmaßnahmen mit ihren nicht zu leugnenden Erfolgen jetzt noch jedes Jahr mit ca. 100 000 Todesfällen zu rechnen haben und insgesamt mit der acht- bis zehnfachen Zahl, also mit ca. einer Million Kranker, die allein auf die Infektion mit Tuberkelbacillen zurückzuführen sind. Zudem werden alle Altersklassen befallen, besonders aber das erwerbstätige Alter vom 15. Lebensjahr aufwärts, in dem die Tuberkulose mehr Todesopfer fordert als sämtliche übrigen Infektionskrankheiten zusammen. Die Zahl ihrer jährlichen Opfer ist in manchen Gegenden in den letzten Jahren derartig gestiegen, daß z. B. im Landkreise Mansfeld[1]) ein Drittel bis über die Hälfte aller Verstorbenen der meisten Altersklassen besonders in den Industriegemeinden der Tuberkulose erlag. Von allen Krankheiten, außer der Altersschwäche, hatte sie dort die *größte Sterbeziffer*, in den Industriegemeinden war sie gar die *häufigste Todesursache*.

Wenn nun diese jährlichen großen Menschenverluste an sich schon sehr bedauerlich sind, so werden sie aber noch um so schmerzlicher, als durch die Tuberkulose gerade die im erwerbstätigen Alter stehenden, werteschaffenden Klassen vorzugsweise dezimiert werden, eine Tatsache, der eine hohe wirtschaftliche Bedeutung zukommt. Welche Verluste dem gesamten deutschen Volksvermögen durch diese Seuche allein infolge der Vermehrung der Tuberkulosetodesfälle während der Kriegsjahre 1914—1918 entstanden sind, erhellt aus einer Schrift R. v. WASSERMANNS[2]), der eine Schädigung um ca. 2,75 Milliarden Goldmark berechnet. Weiter bezifferte F. GUMPRECHT[3]) unter Zugrundelegung der Tuberkulosesterbeziffern des Jahres 1913 die Einbußen auf mehrere Milliarden pro Jahr. Noch größer wird aber dieses

---

[1]) ICKERT: Zeitschr. f. Tuberkul. Bd. 37, H. 3.
[2]) v. WASSERMANN: Inaug.-Dissert. Greifswald 1920.
[3]) GUMPRECHT: Handb. d. Hyg. von WEYL, Bd. VIII, 3. Abt., 2. Aufl.

Verlustkonto, wenn man die Schlüsselzahl CALMETTES[1]) heranzieht. Es würde sich danach jährlich ein rein materieller Verlust von beinahe 7,5 Milliarden Franks ergeben. Diese Zahlen zeigen die ungeheure Belastung des Volkseinkommens durch die Tuberkulose, ganz abgesehen davon, daß ohne diese Krankheit sich das durchschnittliche Lebensalter mindestens um einige Jahre verlängern würde.

Es handelt sich hier also um eine Krankheit, die nicht allein den einzelnen, der von ihr befallen wird, resp. seine Angehörigen beunruhigen muß, sondern vielmehr eine Schädigung des ganzen Volkes, seiner Kraft und seines Vermögens bedingt. Sie ist also im wahrsten Sinne des Wortes, wie wohl keine andere Krankheit, eine Volksseuche, deren Bekämpfung daher planmäßig mit allen nur verfügbaren Mitteln zu erfolgen hat.

Von großer Bedeutung für die zu treffenden Maßnahmen ist nun, daß der von unserem Altmeister ROBERT KOCH entdeckte Erreger dieser Krankheit, der Tuberkelbacillus, nicht ubiquitär vorkommt und im wesentlichen nur vom tuberkulös erkrankten Menschen ausgeht. Abgesehen von den schweren Infektionen im Kindesalter nach Genuß von Milch tuberkulöser Kühe, der selteneren Ansteckung durch Einatmen bacillenhaltigen Staubes und der jetzt wieder mehr Bedeutung gewinnenden Kontakt- und Schmierinfektion, spielt die Hauptinfektionsquelle der kranke Mensch selbst, wenn er mit seinen Ausscheidungen bei Lungen- und Kehlkopf-, Darm-, Nieren- und Blasentuberkulose lebens- und ansteckungsfähige Tuberkelbacillen von sich gibt. Da nun aber die Tuberkulose im allgemeinen in der Hauptsache durch die Lungentuberkulose, die ungefähr $^9/_{10}$ der gesamten Tuberkulosemortalität ausmacht, repräsentiert wird, so kommt dieser Erkrankungsform die größte volkshygienische Bedeutung zu. Unter diesen Lungentuberkulösen sind für die Verbreitung die 30—40% Bakterienausscheider die gefährlichsten. Sie können jahrelang als verhältnismäßig gesunde Menschen herumlaufen und sind daher fast immer in der Lage, den Infektionsstoff zu verstreuen.

Wird aber der infektionsfähige Auswurf vorsichtig gesammelt und nach Möglichkeit erst desinfiziert weggegossen, so sind die von ihm ausgehenden Gefahren beseitigt. Anders dagegen steht es mit den mit Tuberkelbacillen beladenen Schleimtröpfchen, die beim Husten, Niesen, Sprechen und Räuspern vom Kranken versprüht werden. Sie stellen die wichtigste Ansteckungsquelle dar, die man nicht verstopfen kann. Da sich aber diese Tröpfchen nur kurze Zeit schwebend erhalten, nur bis zu 1 m Entfernung vom Kranken fortgeschleudert werden und dann zu Boden sinken, wo sie unter dem Einfluß von Sonne und Licht

---

[1]) CALMETTE, s. bei CHAJES: Kompendium der sozialen Hygiene. Berlin 1920.

und durch Austrocknen verhältnismäßig schnell zugrunde gehen, so kann durch **Erziehung** zur Hustendisziplin, durch Aufklärung der gefährdeten **Umgebung** und durch tägliches feuchtes Auf- und Abwischen der **Fußböden**, Teppiche und Möbelstücke usw. auch diese Infektionsquelle wesentlich eingeengt werden.

Aber auch die weitgrößte Zahl der sogenannten geschlossenen Tuberkulösen sind als Infektionsquelle nicht ganz zu vernachlässigen, denn sie erscheinen doch häufig nur als bacillenfrei, weil bei ihnen nicht häufig genug, nicht zur rechten Zeit oder bei einem großen Teil der Kassenpatienten aus Zeitmangel überhaupt nicht nach Bacillen gefahndet wird. Dieses wird um so bedeutungsvoller, wenn man bedenkt, daß jeder wirkliche Lungentuberkulosefall schon infektiös ist, resp. es früher oder später werden kann. Dieser Zeitpunkt ist aber mit Bestimmtheit nicht vorauszusehen. KRUSE[1]) sieht daher in dem großen Heer der geschlossenen Tuberkulösen wichtige Ansteckungsquellen, ohne die s. E. gar nicht die ungeheure Verbreitung der Tuberkuloseinfektion erklärt werden kann. Man wird daher nach den Offen-Tuberkulösen bei den Bekämpfungsmaßnahmen auch diese Krankengruppe mit berücksichtigen müssen. Besonders aber, wenn man bedenkt, daß alle diese Infektionsmöglichkeiten noch durch die verschiedensten Momente Unterstützung finden. Zunächst bringen schon die Kinder der Tuberkulösen eine gewisse Disposition für diese Krankheit mit zur Welt, sodann kann das soziale Milieu, in dem der Mensch zu leben gezwungen ist, eine unterstützende Rolle spielen, da ja bekanntlich die Tuberkulosemortalität um so höher ist, je niedriger das durchschnittliche Einkommen. In engem Zusammenhange hiermit leisten die schlechten Wohnungsverhältnisse der Verbreitung der Tuberkulose Vorschub, sowohl in den Städten wie aber auch auf dem Lande, wo sie infolge der schlechten Durchlüftbarkeit der Wohnräume, der mangelhaften Baulichkeiten und vor allem der Überfüllung der meist recht kleinen Schlafräume fast die Hauptschuld tragen. Deshalb darf die Tuberkulose aber noch lange nicht als spezifische Wohnungskrankheit angesehen werden, denn einmal kommen auch unter besten sozialen Wohnungsverhältnissen Infektionen und Phthisen oft genug vor, sodann sind schlechte Wohnungen im allgemeinen auch nur der Ausdruck der gesamten schlechten Wirtschaftsverhältnisse, die sich weiter noch in schlechter Ernährung, Mangel an Heizstoffen und Kleidung und meist auch in einem Mangel jeglichen Reinlichkeitsgefühls äußern. Daß eine sehr enge Beziehung zwischen Ernährung und Tuberkulose besteht, hat ja leider die von unsern Feinden während des Krieges verhängte Hungerblockade mit der Genauigkeit eines Laboratoriumsexperimentes dargetan.

---

[1]) KRUSE: Zeitschr. f. Tuberkul. Bd. 34, H. 5.

Eine Reihe von Arbeiten aus dem Leipziger hygienischen Universitätsinstitut haben sich mit diesen Beziehungen beschäftigt. Schon Bürgers[1]) konnte 1919 in einer eingehenden, sehr sorgfältigen Abhandlung über die Sterblichkeitsverhältnisse der Leipziger Bevölkerung 1912—1918 nachweisen, daß nach dem berüchtigten Kohlrübenwinter 1916—1917 vom Frühjahr 1917 — der Zeit der schlechtesten Kriegsernährung — an sich die Einwirkung der Kriegsernährung deutlich bemerkbar machte. Seit dieser Zeit forderte die Tuberkulose in allen Altersklassen und die Altersschwäche die meisten Todesopfer. Sodann konnten Kruse und Hintze[2]) feststellen, daß bald nach Aufhören der Hungerblockade, nachdem weite Volkskreise sich wieder genügend mit Nahrungsmitteln und besonders mit Fett eindecken konnten, ein Abfall der Tuberkulosesterblichkeit einsetzte, so daß die Ziffern 1920 fast wieder denen der Vorkriegszeit angeglichen waren. Bei einem Vergleich der zwischen Lebensmittelnot und Steigerung der Mortalität an Lungentuberkulose und anderen Erkrankungen der Atmungsorgane in acht verschiedenen Großstädten fand endlich A. Held[3]), daß das mit Lebensmitteln während des Krieges am besten versorgte München die geringste Steigerung an diesen Todesursachen gegenüber den Friedensjahren aufzuweisen hatte.

Ähnliche Beobachtungen wurden für die verschiedensten Gegenden Deutschlands auch von anderer Seite gemacht; so konnte z. B. v. Wassermann[4]) Greifswald zeigen, daß jede durch die im Laufe des Krieges fortschreitende Rationierung der wichtigsten Nahrungsmittel bedingte Verminderung der auf die Einzelperson fallenden Calorienmenge stets ein Ansteigen der Tuberkulosemortalität hervorrief. Daß aber mit Zurückgehen der Tuberkulosesterblichkeit auch ein Rückgang der Erkrankungsfälle seit dem Jahre 1920 eingesetzt hat, ist leider nicht wahrscheinlich, wenn man berücksichtigt, daß mit der durch die jahrelange Unterernährung stark herabgesetzten Widerstandskraft fast der gesamten Bevölkerung und gleichzeitig mit der Zunahme der Tuberkulosetodesfälle auch eine entsprechende Vermehrung der Bacillenstreuer stattgefunden hat. Die Wirkung dieser vermehrten Bacillenaussaat, zumal unter den Jugendlichen, wird sich, worauf Hamel[5]) mit Recht hingewiesen hat, erst nach einigen Jahren bemerkbar machen, und zwar in einer vermehrten Anzahl der Erkrankungen unter den Halberwachsenen und dann auch wieder in einer erneuten Zunahme der Todesfälle. Für die Richtigkeit dieser Ansicht sprechen die jetzt

---

[1]) Bürgers: Monatsschr. f. öffentl. Gesundheitspflege 1919, S. 293 ff.
[2]) Kruse u. Hintze: Sparsame Ernährung. Dresden 1922.
[3]) Held, A.: Inaug.-Dissert. Leipzig 1922.
[4]) v. Wassermann: Inaug.-Dissert. Greifswald 1920.
[5]) Hamel: Zeitschr. f. ärztl. Fortbild. 1921, Nr. 10.

schon von seiten der Fürsorge- und Schulärzte einsetzenden Meldungen über Vermehrung der Kindertuberkulose [s. z. B. JÄNNICKE[1]), Thür. Fürs. Ber. 1921] und die beachtenswerte erneute Zunahme der Tuberkulosesterblichkeit in 46 deutschen Großstädten im ersten Vierteljahr 1923, die außerdem die Folge der überaus schlechten Wohn- und der sehr kostspieligen Ernährungsverhältnisse ist. Auch die Leipziger Tuberkuloseziffern des Jahres 1922 lassen gegenüber denen der Jahre 1920 und 1921 schon wieder einen nicht unerheblichen Anstieg erkennen, an denen aber bis jetzt weniger das jugendliche als vielmehr das erwerbstätige Alter vom 15. bis 40. Lebensjahr bes. bei der weiblichen Bevölkerung beteiligt ist. Dagegen konnte in Berlin nach Mitteilungen PUTZIGS[2]) aus der Reichsanstalt zur Bekämpfung der Säuglings- und Kleinkindersterblichkeit bereits eine erhebliche Zunahme sowohl der Tuberkulosetodesfälle im Säuglingsalter als auch der Tuberkulose im 2. bis 5. Lebensjahr festgestellt werden. Während Tuberkulosefälle früher zu Seltenheiten bei dem Material der Reichsanstalt gehörten, bilden sie jetzt einen wesentlichen Faktor unter den Aufnahmen. Als warnendes Beispiel wurde unlängst von GOTTSTEIN[3]) mit Recht auf Finnland hingewiesen, wo auch die infolge einer Hungerperiode durch schnelles Wegsterben der Phthisiker in die Höhe getriebene Tuberkulosemortalität zunächst rasch abfiel, aber infolge der Konstitutionsänderungen der Jugendlichen in den weiteren Jahren wieder erheblich anstieg. Es ist deshalb für die kommenden Jahre erhöhte Vorsicht am Platze.

Sehr bemerkenswert ist es weiter, daß nicht jede Infektion mit dem Tuberkelbacillus zu einer schweren Erkrankung führt, denn sonst müßte der größte Teil der deutschen Bevölkerung erkrankt sein. Mit der Tuberkulose durchseucht ist, wie Sektionsbefunde und Tuberkulinimpfungen ergeben haben, schon am Ende der Schulzeit wohl der größte Prozentsatz der städtischen Bevölkerungsgruppen und ein großer auch auf dem Lande, und zwar nicht allein in den proletarischen Kreisen sondern auch in denen des jetzt verarmten Mittelstandes. Konnte doch kurz vor dem Kriege KRUSE[4]) ähnliche Verhältnisse auch für die studierende Jugend nachweisen. Diese Befunde konnten bereits auch von anderer Seite bestätigt werden. Diese allgemeine Durchseuchung fast des ganzen Volkes hat nun insofern ihr Gutes, als durch die in der Jugend erfolgte Infektion ein nicht unerheblicher Schutz erworben wird. Diese vorhandene Immunität gewährt aber nur einen beschränkten Schutz gegen gelegentliche Ansteckungen von außen her,

---

[1]) JÄNNICKE: Tuberkul.-Fürs.-Blatt 1923.
[2]) PUTZIG: Münch. med. Wochenschr. 1923, Nr. 29, S. 967.
[3]) GOTTSTEIN: Klin. Wochenschr. 1922, S. 572.
[4]) KRUSE: Med. Klinik 1913, Nr. 4.

aber gegen häufigere, massige Infektionen dürfte er nicht vollauf
genügen, besonders wenn Schädigungen des Milieus durch Unterernährung, durch Alkoholismus usw. als schwächende Momente hinzu-
kommen. Es ist deshalb auch meines Erachtens grundfalsch, bei den
Bekämpfungsmaßnahmen solche gegen die Ansteckung bei Erwachsenen
zu vernachlässigen. Die Schwindsucht fordert im Alter des Erwachsenen
so viele Opfer, für die nicht allein die Autoreinfektion von älteren
Jugendherden verantwortlich gemacht werden kann. Die exogene
Reinfektion dürfte dabei eine wesentliche Rolle spielen, wofür neben
den nackten Zahlen der Statistik die Ansteckungsziffern der auf
den Phthisikerabteilungen tätigen Ärzte und Krankenpflegepersonen
sprechen. Dasselbe ergeben die Erhebungen WEINBERGS über das
Schicksal der Ehegatten und erwachsenen Kinder in tuberkulösen
Familien, sodann gerade die in letzter Zeit mitgeteilten Fälle von
stattgehabten Infektionen, die auf das Reinigen der nicht desinfizierten
Sputumgefäße zurückzuführen waren. Schließlich gehören hierher
noch die vielen Einzelbeobachtungen, die von seiten vieler Ärzte häufiger gemacht werden konnten. Neben der Stärkung der natürlichen
Widerstandskraft und der Verminderung der Disposition zur Erkrankung
an Tuberkulose wird man daher die Expositionsprophylaxe nicht allein
für das kindliche, sondern auch für das Alter der Erwachsenen zu berücksichtigen haben, wie das kürzlich von KREUSER[1]) auch wieder
gefordert ist.

Auf Grund dieser Erwägungen ergibt sich nun als das Wesentlichste
der Tuberkulosebekämpfung die Auffindung und Unschädlichmachung des Seuchenherdes, die Hebung der Abwehrkraft
der Gefährdeten und die Heilung der Erkrankten, daneben
hat die Aufklärung des ganzen Volkes zu erfolgen. Diese
Maßnahmen stellen eine planmäßige Seuchenbekämpfung dar im
Gegensatz zu früher, wo die Wiedererwerbsfähigmachung des Kranken
im Vordergrunde der ganzen Bekämpfungsmaßnahmen stand. Es
wurden vom D.Z.K. und der L.V.A. verhältnismäßig große Mittel
für die Unterhaltung und Unterstützung von Heilmaßnahmen auf-
gewandt, während für die Zwecke der Absonderung und Aufklärung
unverhältnismäßig wenig geschah. Man versprach sich eben die besten
Erfolge von der Unterbringung vor allem der heilbaren Tuberkulösen
in Heilstätten. Gewiß sind auch die Erfolge der ziemlich kurzfristigen
Kuren sehr gute, wenn man bedenkt, daß die im Jahre 1909—1913
behandelten Heilstättenpatienten 5 Jahre nach ihrer Entlassung noch
zu 42—55% erwerbsfähig waren. Damit ist aber noch lange nicht
gesagt, ob dieser Zustand nicht auch ohne Heilstättenkur zu erreichen

---

[1]) KREUSER: Dtsch. med. Wochenschr. 1923, Nr. 22.

gewesen wäre, besonders wenn man berücksichtigt, daß sich unter den früheren Heilstättenpatienten nach ULRICIS[1]) Erhebungen durchschnittlich ca. 25% befanden, die nicht heilstättenbedürftig waren. Diese mitgeteilten, ganz befriedigenden Heilstättenergebnisse dürften mithin in Anbetracht der hohen Kurkosten ziemlich teuer erkauft sein. Es wird deshalb der berechtigte Vorschlag gemacht, im Interesse einer planmäßigen Seuchenbekämpfung eine bessere Auswahl der Heilstättenpfleglinge durch die Fürsorgestellen und besondere Beobachtungsstellen zu treffen, von denen wir 1921 schon 86 besaßen. Außerdem sollen vorzugsweise die Bacillenstreuer den Heilstätten zugeführt und diese selbst mehr als Tuberkulosekrankenhäuser bewertet werden. Den Leichtlungenkranken soll besonders mit Rücksicht auf die hohen Anstaltskurkosten eine evtl. nötige Behandlung am Wohnort selbst besorgt werden, wie das z. B. auf ALTSTAEDTS[2]) Veranlassung in Lübeck durch die praktische und Fachärzteschaft in Gestalt von ambulanten Tuberkulinkuren geschieht, und dies ebenso auch in Halle unter BLÜMELS[3]) Führung in Form der ambulanten hygienisch-diätetischen und spezifischen Tuberkulosebehandlung vor sich geht unter Überweisung von bestimmten vorgedruckten Behandlungsplänen an die praktischen Ärzte. Wie es scheint, mit guten Erfolgen. Ebensolch gute Resultate bei den Leichtlungenkranken verspricht sich KRUSE[4]) von der breiteren Durchführung der Heil- und Schutzimpfung nach FRIEDMANN, zumal man hier mit 1—2 Injektionen auskommen soll. Die hohe volkshygienische Bedeutung dieses Mittels besteht s. E. in der Einfachheit der Anwendung und in seiner Billigkeit. Den Prophylaktikern und einem Teil der Wiederholungskurbedürftigen soll ein Aufenthalt in Walderholungsstätten, gegebenenfalls in solchen mit Nachtbetrieb, ermöglicht werden. Zudem lehnen ja auch die Leichtlungenkranken es meist ab, in der kälteren Jahreszeit in eine Heilstätte zu gehen, infolgedessen stehen um diese Zeit viele Heilstättenbetten leer. BRAEUNING[5]) empfiehlt daher, sowohl im Interesse der Anstalten selbst wie auch der gefährdeten Familien, die gefährlichen Tröpfchenstreuer, insbesondere die, deren hygienische Verhältnisse nicht einwandfrei zu gestalten sind, während der Wintermonate dort unterzubringen. Für die in Aussicht genommenen Heilstättenfälle verlangt FRANKENBURGER[6]) mit Recht, im Interesse des

---

[1]) ULRICI: Zeitschr. f. Soz. u. Gewerbehyg. 1922, Nr. 18.
[2]) ALTSTAEDT: Tuberkul.-Fürs.-Blatt 1920/22, Nr. 7/4.
[3]) BLÜMEL: Jahresber. f. d. ges. Tuberkul-Forschung 1921.
[4]) KRUSE: Zeitschr. f. Tuberkul. Bd. 34, H. 5.
[5]) BRAEUNING: Tuberkul.-Fürs.-Blatt 1923, Nr. 4.
[6]) FRANKENBURGER: XI. Bericht über die Tätigkeit des Vereins zur Bekämpfung der Tuberkulose (E. V.) in Nürnberg im Jahre 1916.

Erfolges, auch eine längere Behandlungszeit als die üblichen 3 Monate. Er hält dieses auch für möglich, wenn wiederum von den Heilstätten ebenfalls im vermehrten Maße davon Gebrauch gemacht wird, Kranke, welche nur einer kürzeren Kur bedürfen, vor Ablauf der dreimonatigen Frist zu entlassen. Den Erfolg solcher kurzfristigen Kuren scheinen ihm die Sechswochenkuren Lippspringes zu gewährleisten.

Für alle diese Heilstättenbedürftigen ständen nach dem Bericht des D.Z.K. 1921 170 Heilstätten mit 18 046 Betten zur Verfügung, die, zu je 3 Monaten benutzt, 72 184 Leicht- und Schwerkranken Unterkunft bieten und zur vorübergehenden Ausschaltung der Infektionsquelle und zur Sanierung der Wohnungen bis zur Rückkehr der Tuberkulösen Gelegenheit geben könnten. Ein großer Vorteil dieses Heilstättenaufenthalts besteht auch darin, daß gerade die infektiösen Kranken zu einer hygienischen Lebensweise erzogen werden. Für die unterzubringenden Kinder kämen noch 18 983 Betten in 257 Kinderheilstätten in Frage. Vorbedingung für diese Unterbringungsmaßnahmen ist natürlich eine sehr sorgfältige Auswahl, wie sie nur durch eine genaue Vorbeobachtung ermöglicht werden kann. Für die dann noch übrigbleibende sehr große Zahl der Bacillenstreuer und der Schwerkranken und Sterbenden stehen noch die allgemeinen Krankenhäuser evtl. mit Spezialabteilungen und auch solche für tuberkulöse Kinder, besondere Tuberkulosekrankenhäuser, Genesungsheime und Heimstätten zur Verfügung. Am besten sind in ihnen neben den unheilbaren auch heilbare Kranke unterzubringen, damit sie bei der Bevölkerung nicht in den Ruf sogenannter Sterbehäuser kommen. Sehr empfehlenswert wäre natürlich eine weitere Gründung von eigenen Tuberkulosekrankenhäusern, von denen in England sehr viele, bei uns aber solche erst nur in einigen Großstädten existieren. Für die nächste Zeit dürfte infolge der hohen finanziellen Belastung der großen Städte in dieser Hinsicht nicht viel zu erwarten sein, viel eher schon von besonderen Heimstätten in den Vorstädten oder im Vorortsgebiet mit guter Pflege und Behandlung und für die gefährdeten Kinder Tuberkulöser Schlafhäuser nach dem Vorbilde Halles. Für das Land käme vor allen Dingen die Unterbringung der Kranken in kleineren ländlichen Krankenhäusern in Frage, diese sind für die Kranken, wie FRANKENBURGER mit Recht betont, von vornherein lockender als die großstädtischen allgemeinen Krankenhäuser, in denen sie ohnedies nicht gern gesehen sind. Hierauf wird größte Rücksicht zu nehmen sein, denn gerade die Bevölkerung auf dem Lande hängt sehr an ihrer Scholle und ist nicht immer leicht zu bewegen, sich in auswärtige Krankenhausbehandlung zu begeben, zumal für längere Zeit. Die Leute auf dem Lande bleiben lieber zu Hause, weil sie sich dort wohler fühlen und auch noch bis zu einem gewissen Grade ihrem Beruf nachgehen können. Das ist aber durchaus falsch, denn wie GRAF[1]) vor einiger Zeit in einer statistischen Bearbeitung der Mortalität und Letalität an Tuberkulose in den deutschen Krankenhäusern der Jahre 1908—1910 nachweisen konnte, fanden sich überall dort die höchsten Ausbreitungs- und Sterbeziffern, sowohl an Tuberkulose der Lungen wie der anderer Organe, wo eine geringe Sterblichkeit an diesen Todesursachen innerhalb der Krankenhäuser zu verzeichnen war. Besonders deutlich ging dieses aus den Verhältnissen Bayerns hervor, trotzdem dort die Versorgung mit Krankenhausbetten nicht schlecht war. Ebenso konnte auch GREIF[2]) gerade bei den Kranken ländlicher Bezirke höhere Sterblichkeitsgrade feststellen als bei denen der Großstädte und Industriegegenden. Er führt dieses mit Recht auf die intensivere Fürsorgetätigkeit und auf die frühzeitigere Überweisung von leichteren Krankheitsfällen in die Behandlung geschlossener Anstalten in den Großstädten und Industriegemeinden zurück. Daß bei dem jetzigen System der Tuberkulosefürsorge die Krankenhausbehandlung auch hier noch viel zu spät einsetzt, konnte O. LEISSNER[3]) am Material des Krankenhauses St. Georg zu Leipzig in einer Arbeit über „Formen und Verlauf der Lungentuberkulose in Krankenhäuern" erneut feststellen. Während nämlich bei den Patienten des ersten Stadiums bei einer durchschnittlichen Behandlungsdauer von 1,9 Monaten noch 53,7% als geheilt resp. 93,5% als geheilt und gebessert entlassen werden konnten, war dieses bei denen des zweiten Stadiums noch in 68,9% nach dreimonatigem Aufenthalt der Fall. Dagegen konnte im dritten Stadium bei durchschnittlicher 2,4 monatiger Aufenthaltszeit kein Patient mehr als geheilt und nur 28,4% der Patienten das Krankenhaus als gebessert verlassen. Ideal wäre es trotzdem, wenn wir im Interesse einer wirksamen Seuchenbekämpfung alle ansteckungsfähigen Tuberkulösen in geschlossenen Anstalten längere Zeit unterbringen könnten, dieses wird aber wegen Bettenmangels und wegen des Widerstandes der Kranken, wie schon ROBERT KOCH betont hat, unmöglich sein. Und außerdem wird es infolge des großen Geldmangels und bei anhaltender Preissteigerung in der nächsten Zeit nicht einmal möglich sein, selbst für die Unterbringung auch nur der Sterbenden und Schwerstkranken die nötigen Unterbringungsmöglichkeiten bereitzustellen. Wir werden daher nach wie vor gezwungen sein, die Tuberkulösen in ihren Wohnungen selbst zu versorgen und die Gefährdeten eben dort vor der Ansteckung zu bewahren.

---

[1]) GRAF: Inaug.-Dissert. Leipzig 1921.
[2]) GREIFF: Inaug.-Dissert. Leipzig 1920.
[3]) LEISSNER: Inaug.-Dissert. Leipzig 1922.

b) Entwicklung der Fürsorgestellen in Deutschland.

Diese Aufgabe fällt den Auskunfts- und Fürsorgestellen für Lungenkranke zu, deren erste vor 26 Jahren von Pütter in Halle a. d. Saale im Jahre 1899 gegründet wurde, und zwar schon von dem Gedanken ausgehend, für die große Menge der arbeitsfähigen Schwindsüchtigen und der tuberkulösen Kinder zu sorgen, die nicht in Heilstätten, Krankenhäuser, Siechenhäuser, Tuberkuloseheime usw. verschickt werden können. Diese Einrichtungen unterscheiden sich sehr wesentlich von den von Calmette fast zur gleichen Zeit ins Leben gerufenen „Dispensaires antituberculeux", die nur dazu bestimmt waren, Arbeiter unentgeltlich zu beraten, medikamentös zu behandeln und materiell zu unterstützen. Das System Pütters konnte überhaupt erst dadurch segensreich werden, daß von vornherein diese ganze Organisation auf viel breiterer Basis unter Anlehnung an die deutsche soziale Gesetzgebung aufgebaut wurde, die in Frankreich und Belgien noch vollständig fehlte.

Dieser Püttersche Gedanke wurde dann auch sehr bald von den verschiedensten Seiten aufgegriffen. Kurze Zeit später waren in Deutschland auch schon eine ganze Reihe derartiger Fürsorgestellen entstanden, zumal auf ihre große Bedeutung gerade von unserem Altmeister Robert Koch in seiner Nobelpreisvorlesung am 12. Dezember 1905 mit folgenden Worten hingewiesen worden war: „Ich halte diese Einrichtungen für eines der stärksten Kampfmittel, wenn nicht das stärkste, welches wir für die Tuberkulose zur Anwendung bringen können, und ich glaube, daß die Fürsorgestellen, wenn sie, wie zu hoffen ist, in dichtem Netz die Länder überziehen werden, berufen sind, eine überaus segensreiche Tätigkeit auszuüben."

Was Wunder also, daß sich im Laufe des nächsten Jahrzehnts vor allem zahlreiche Tuberkulosebekämpfungsvereine und Verbände, dann aber auch Städte, Gemeinden, Kreise, Versicherungsträger usw. die Püttersche Idee zunutze machten und an die Gründung eigener Fürsorgestellen herangingen. So kam es, daß während im Jahre 1905 erst 42 Fürsorgestellen und 60 badische Tuberkuloseausschüsse bestanden, bereits bis zum Jahre 1910 sich diese Zahlen fast verzehnfacht hatten (s. Tabelle 1) und im Jahre 1919 bereits 1258 Hauptfürsorgestellen und 800 Hilfsfürsorgestellen und außerdem in Sachsen noch viele zahlenmäßig nicht genau feststellbare Tuberkuloseausschüsse an der Arbeit waren. Während im Jahre 1905 erst auf je 625 000 Menschen eine Fürsorgestelle oder Hilfsfürsorgestelle kam, war im Jahre 1919 das Fürsorgestellennetz schon 20 mal dichter geworden, indem nämlich schon je 29 500 Menschen eine Fürsorge- oder Hilfsfürsorgestelle zugängig war. Am dichtesten ist es in Baden und Thüringen geworden, am dünnsten dagegen in Württemberg geblieben, wo nur eine Fürsorge-

Tabelle 1. Entwicklung des Fürsorgestellenwesens in Deutschland: 1899—1919.

In den einzelnen Bundesstaaten:	1899	1905	1910	1915	1919	Auf je 1 Million Einwohner: 1899	1905	1910	1915	1919
1. Preußen (einschl. Hohenzollern)	1	31	187	838	903	0,03	0,9	4,0	21,0	24
2. Bayern	—	3	53	137 (42)*	184 (42)*	—	0,42	8,0	19 (32)	27 (30)
3. Sachsen	—	1	40**	33**	41**	—	0,2	8,0	7	8
4. Württemberg	—	—	3	7	8	—	—	1,2	2,8	3
5. Baden	—	2 (60)***	2 (537)***	15(604)***	15(604)***	—	0,9 (2,9)	0,9(250)	7,0(280)	7,0(270)
6. Hessen	—	—	19	31	24	—	—	15	24	19
7. Oldenburg	—	—	1	25	25	—	2,9	2	50	48
8. Sachsen-Weimar-Eisenach	—	1	2	7	8	—	—	4,8	16	18
9. Sachsen-Coburg-Gotha	—	—	1	6	7	—	—	3,8	23	26
10. Sachsen-Altenburg	—	—	—	6	6	—	—	—	28	28
11. Sachsen-Meiningen	—	—	—	3 }154	3 }154	—	—	—	11 }(113)	11 }(116)
12. Schwarzburg-Sondershausen	—	—	—	3	3	—	—	—	32	32
13. Schwarzburg-Rudolstadt	—	—	1	1	1	—	—	9	10	10
14. Reuß	—	—	—	2	2	—	—	—	9	10
15. Mecklenburg	—	—	1	2	5	—	—	1,3	2,6	7
16. Anhalt	—	—	1	4	4	—	—	3	12	12
17. Braunschweig	—	—	—	2	4	—	—	—	4	9
18. Hamburg	—	1	4	9	11	—	1,1	3,9	8	10
19. Lübeck	—	—	1	2	1	—	—	8	17	8
20. Bremen	—	1	1	2	2	—	4	3,3	7	7
21. Elsaß-Lothringen	—	1	3	9	—	—	0,5	1,6	5	0
Insgesamt	1	42 (60)	321 (537)	1145 (845)	1258 (800)	0,016	0,7 (1,6)	5 (13,0)	17 (30)	21 (34)

Zeichenerklärung:

* = Hilfsfürsorgestellen.
** = +? Tbc.-Ausschüsse in Sachsen.
*** = Tbc.-Ausschüsse in Baden.
(__) = Fürsorgestellen und Hilfsfürsorgestellen auf je 1 Million Einwohner.

stelle auf je 330 000 Einwohner kommt (s. Tabelle 1). Auch von seiten der Staaten wurde sehr bald ihr Wert erkannt und durch entsprechende Erlasse ihre Einrichtung den nachgeordneten Dienststellen usw. nahegelegt und aufs wärmste empfohlen, nachdem bereits im Jahre 1903 auf Veranlassung von KIRCHNER der preußische Minister der geistlichen Unterrichts- und Medizinalangelegenheiten unter dem 28. Dezember durch Runderlaß die Herren Oberpräsidenten ersucht hatte, die Frage der Begründung von „Wohlfahrtsstellen für Lungenkranke" einer gefälligen Prüfung zu unterziehen, die geeignet erscheinenden Schritte zur Verwirklichung des Gedankens vorzubereiten und über das Veranlaßte und die damit etwa erzielten Erfolge binnen Jahresfrist zu berichten. Diesem Erlasse sind von Zeit zu Zeit aus den verschiedensten Ministerien in Preußen neue gefolgt. Unter der Not der Kriegs- und Nachkriegszeit hat man nach Einsetzen der erhöhten Sterblichkeit an Tuberkulose dem Ausbau und der Erweiterung des Fürsorgestellenwesens gerade von dieser Seite erhöhtes Interesse entgegengebracht, was aus der Häufung der verschiedensten Ministerialerlasse seit dem Jahre 1916 aus der folgenden Aufzählung erkenntlich ist:

1. Erlaß des Kgl. Preuß. Ministeriums der öff. Arbeiten betr. Bekämpfung der Tuberkulose. 26. Juni 1905 und 29. Dezember 1906.

2. Verfügung des preuß. Kriegsministeriums über die Ausnutzung der Wahrnehmungen bei militärärztlichen Untersuchungen für vorbeugende Krankheitspflege. 30. Dezember 1906.

3. Erlaß des Kgl. Preuß. Ministeriums des Innern betr. Fürsorge für die infolge des Krieges aus Lungenheilstätten entlassenen Lungenkranken. 11. August 1914.

4. Erlaß des Kriegsministeriums, Medizinalabteilung, betr. Heilbehandlung tuberkulöser Soldaten während des Krieges. 17. März 1915.

5. Erlaß des preuß. Ministers des Innern betr. Aufrechterhaltung und Vermehrung der Fürsorgestellen für Lungenkranke. 29. Juni 1916.

6. Erlaß des preuß. Kriegsministeriums vom 26. Juni 1916.

7. Erlaß des Ministers des Innern betr. Versorgung der Tuberkulosefürsorgestellen mit Web-, Wirk- und Strickwaren. 30. Januar 1918.

8. Erlaß des Ministers für Handel und Gewerbe betr. das Zusammenarbeiten der Krankenkassen mit den Fürsorgestellen für Lungenkranke. 9. November 1918.

9. Erlaß des Ministers des Innern betr. Gewährung von Beihilfen zur Bekämpfung der Tuberkulose. 3. Juli 1918.

10. Verfügung des Ministers für Volkswohlfahrt betr. Erweiterung der Tuberkulosefürsorge. 6. Februar 1920.

11. Erlaß des Ministers für Volkswohlfahrt betr. Ausbau der Tuberkulosefürsorge. 4. Februar 1921.

12. Erlaß des Ministers für Volkswohlfahrt betr. Erweiterung über Grundsätze für Verwendung der zu Beihilfen zur Bekämpfung der Tuberkulose bereitgestellten Mittel. 4. Juni 1921.

Ebenso waren in Bayern die Auskunfts- und Fürsorgestellen für Lungenkranke auch schon seit dem Jahre 1904 des häufigeren Veranlassung zu Ministerialverordnungen, und zwar:

1. Kgl. Bayr. Staatseisenbahnverwaltung betr. Bekämpfung der Tuberkulose. 5. Januar 1907.

2. Ministerium des Innern, Bekanntmachung über die Bekämpfung der Tuberkulose. 29. März 1911.

3. Ministerium des Innern, über den bezirksärztlichen Dienst. 28. Januar 1912.

4. Ministerium des Innern, Erlaß betr. Bekämpfung der Säuglingssterblichkeit, der Tuberkulose und des Alkoholmißbrauchs. 26. August 1914.

5. Ministerium des Innern, Bekanntmachung betr. Bekämpfung der Tuberkulose. 15. Januar 1915.

6. Ministerium des Innern, Bekanntmachung betr. Fürsorgestellen für Lungenkranke. 16. April 1917.

Ebenfalls die sächsischen Ministerien erkannten den Wert der Fürsorgestellen bei der Bekämpfung der Tuberkulose, und bereits am 5. Dezember 1906 empfahl ein Erlaß des Kgl. Sächs. Ministeriums des Innern die Errichtung derselben. Es folgten dann noch eine ganze Reihe neuer Verordnungen, bis am 30. Mai 1918 durch das Gesetz betr. Regelung der Wohlfahrtspflege die ganze Wohlfahrtspflege, mithin auch die Auskunfts- und Fürsorgestellen, zur Angelegenheit der Gemeinden und des Staates gemacht wurden.

1. Erlaß des Ministeriums des Innern betr. Bekämpfung der Tuberkulose, Errichtung von Fürsorgestellen. 15. Dezember 1906.

2. Erlaß des Ministeriums des Innern betr. die Einrichtung von Fürsorgestellen für Lungenkranke. 27. Mai 1910.

3. Erlaß des Ministers des Innern betr. die Einrichtung von Fürsorgestellen für Lungenkranke. 15. Dezember 1912.

4. Gesetz betr. Regelung der Wohlfahrtspflege. 30. Mai 1918.

5. Leitsätze zur Bekämpfung der Tuberkulose im Kindesalter. 27. März 1920.

6. Verordnung des Ministeriums des Innern betr. den weiteren Ausbau der amtlichen Wohlfahrtspflege.

Ähnliche Verordnungen folgten auch in den anderen Bundesstaaten, so in Württemberg (1906, 1909 und 1922), in Baden, Hessen, Sachsen-Altenburg, Sachsen-Weimar, Bremen und Hamburg. Auch die Versicherungsträger der einzelnen Staaten und des Reichs, vor allem die Landesversicherungsanstalten, die Reichsversicherungsanstalt und das

Oberversicherungsamt wandten den Fürsorgestellen ihr Interesse zu, und in einer ganzen Reihe von Richtlinien und Rundschreiben wurde auf die Förderung bei der Einrichtung neuer Stellen, auf die Gewährung von Zuwendungen an dieselben und auf die engere Zusammenarbeit der Versicherungsanstalten und Krankenkassen mit ihnen hingewiesen.

Auch das Präsidium des D.Z.K. bekannte sich seit dem Jahre 1905 zur Unterstützung der neuen, auf Errichtung von Fürsorgestellen hinzielenden Bewegung, indem es in dem genannten Jahre den Beschluß faßte, die Drucklegung und den Vertrieb der Schrift: PÜTTER und KAYSERLING: ,,Die Errichtung und Verwaltung von Auskunfts- und Fürsorgestellen'', zu übernehmen (Mai 1905) und die Werbetätigkeit für die Errichtung von Fürsorgestellen dem Ausschuß des D.Z.K. als Aufgabe zuzuweisen (Dezember 1905). 1910 endlich wurde vom Präsidium des D.Z.K. eine besondere Kommission für den Ausbau des Fürsorgestellenwesens eingesetzt und im Jahre 1912 eine Kommission für die Tuberkulosefürsorge im Mittelstand gebildet.

Seit dem Jahre 1914 hat auch der Reichskanzler öfter auf die große Bedeutung der Fürsorgestellen und den Wert ihrer Zusammenarbeit mit den Versicherungsträgern im Kampfe gegen die Tuberkulose hingewiesen und sogleich zu Beginn des Krieges am 15. August 1914 durch einen Erlaß darauf aufmerksam gemacht, daß der Betrieb in den Auskunfts- und Fürsorgestellen unbedingt aufrechterhalten werden müsse.

Von noch viel größerer Bedeutung war es, daß er gerade nach dem furchtbaren Kohlrübenwinter 1916/17, als die Tuberkulose so erschreckend zunahm, am 3. März 1917 erneut auf einen energischen Ausbau des Fürsorgestellenwesens und eine bessere Finanzierung derselben hinwies und die Fürsorgestellen dadurch zum Mittelpunkt der gesamten Tuberkulosebekämpfung stempelte. Gleichzeitig damit wurden die vom Deutschen Zentralkomitee zur Bekämpfung der Tuberkulose (D.Z.K.) ausgearbeiteten Leitsätze zu Richtlinien für den weiteren Ausbau erhoben. Seiner großen Bedeutung wegen möchte ich im folgenden zunächst das Rundschreiben nebst Leitsätzen zum Abdruck bringen.

Rundschreiben des Reichskanzlers über den Ausbau der Fürsorgestellen für Lungenkranke.
Vom 13. März 1917 — III B 742.

Der Reichskanzler.	Berlin W 8, den 13. März 1917,
(Reichsamt des Innern.)	Wilhelmstraße 74.

Die lange Dauer des Krieges und die damit verbundenen Schädlichkeiten wie Anstrengungen und Aufregungen, unzureichende Nahrung, schlechtere Wohnungsverhältnisse und verminderte gesundheitliche Fürsorge, bringen die Gefahr einer neuen Ausbreitung der in angestrengter Arbeit so vieler Jahre mühsam zurückgedrängten Tuberkulose mit sich. Dieser Gefahr kann nur durch einen beschleunigten Ausbau der Fürsorgestellen für Lungenkranke, von denen bis jetzt einschließlich der Hilfsstellen rund 2000 im Deutschen Reiche vorhanden sind, begegnet werden. Dabei wird einmal die Einrichtung möglichst vieler neuer Fürsorgestellen, dann aber auch eine bessere finanzielle Sicherstellung der bereits vorhandenen anzustreben sein. Als Anhalt für die in dieser Beziehung erforderlichen Maßnahmen sind von dem Deutschen Zentralkomitee zur Bekämpfung der Tuberkulose die anliegenden „Leitsätze" aufgestellt.

Da es nach dem Kriege mehr denn je darauf ankommen wird, mit Kräften und Mitteln auf allen Gebieten hauszuhalten, wird bei der Verwirklichung der den Leitsätzen zugrunde liegenden Gedanken, insbesondere bei der Neubegründung von Fürsorgestellen für Lungenkranke in ländlichen Bezirken ein Zusammengehen und Handinhandarbeiten mit anderen Einrichtungen zur sozialen Fürsorge notwendig und zweckmäßig sein.

Ein solches Zusammengehen und ständiges Zusammenwirken mit den bereits vorhandenen Wohlfahrtsorganisationen wird in vielen Fällen nicht nur eine wesentliche Ersparnis an Betriebsunkosten und Arbeitskräften ermöglichen, sondern auch denjenigen Personen selbst, denen Hilfe gebracht werden soll, zugute kommen.

Die Aufwendungen für eine Tuberkulosefürsorgestelle werden sich wesentlich geringer gestalten, wenn es z. B. gelingt, die Betriebseinrichtungen in demselben Gebäude mit anderen Wohlfahrtsorganisationen unterzubringen, den Geschäftsverkehr unter diesen Stellen auf diese Weise tunlichst zu vereinfachen, und, wo die Verhältnisse es gestatten, eine gemeinsame, auf verschiedene Tage oder Tagesstunden sich verteilende Benutzung der Verwaltungsräume und des Arbeitspersonals (Arzt, Fürsorgeschwester, sonstige in der Wohlfahrtspflege geschulte Personen und Berater, Bureaupersonal usw.) zu erreichen. Zugleich wird die Hilfsleistung wirksamer und beschleunigter sein, wenn, wie es nicht selten vorkommt, bei den Ermittelungen der einen Wohlfahrtsstelle bekannt wird, daß in der unterstützungsbedürftigen Familie auch das Eingreifen einer anderen Wohlfahrtsstelle angezeigt erscheint, daß z. B. neben der Hilfe für ein tuberkulöses Familienmitglied auch noch Fürsorge für einen Säugling, für ein krüppelhaftes Kind usw. notwendig ist. Anderseits läßt es sich bei entsprechender Zusammenarbeit der einzelnen Wohlfahrtsstellen vermeiden, daß eine unnötige gehäufte Fürsorgetätigkeit mehrerer Wohlfahrtsstellen stattfindet, ohne daß sie von ihrer gleichzeitigen Inanspruchnahme Kenntnis haben.

Namentlich wird in ländlichen Verhältnissen bei der Begründung von Tuberkulosefürsorgestellen zweckmäßig darauf Bedacht zu nehmen sein, mit den anderen, daselbst tätigen Wohlfahrtseinrichtungen auf verwandten sozialen Gebieten Hand in Hand zu gehen und dadurch eine ausgiebige Nutzbarmachung der verfügbaren Hilfskräfte und Hilfsmittel auch bei der Bekämpfung sonstiger sozialer Übelstände (Säuglingssterblichkeit, ungesunde Wohnungsverhältnisse, Alkoholmißbrauch usw.) zu erreichen. Auf ein Zusammenfassen der verschiedenen Zweige der sozialen Fürsorgetätigkeit ist von Ihrer Majestät der Kaiserin wiederholt hingewiesen worden, auch hat in letzter Zeit der Königlich Preußische Herr Minister des Inneren innerhalb seines Bereichs durch Empfehlung der Einrichtung von Wohlfahrts- oder Fürsorgeämtern hierauf besonders aufmerksam gemacht.

Ich würde es begrüßen, wenn die vorstehenden, für den Ausbau des Fürsorgestellenwesens zur Bekämpfung der Tuberkulose gegebenen Richtlinien auch dort Veranlassung zu geeignet erscheinenden Maßnahmen geben würden.

I. V.: gez. Helfferich.

An die außerpreußischen Bundesregierungen und an den Herrn Statthalter in Elsaß-Lothringen.

Leitsätze über den Ausbau des Fürsorgestellenwesens zur Bekämpfung der Tuberkulose.

1. Die Fürsorgestellen gehören zu den wirksamsten Mitteln der Tuberkulosebekämpfung. Es ist deshalb dahin zu streben, daß jeder an Tuberkulose Erkrankte, der nicht bereits einer ausreichenden Fürsorge teilhaftig wird, an eine Fürsorgestelle verwiesen werden und die nach Lage des Falles notwendige Fürsorge finden kann. Eine möglichst vollzählige Zuweisung dieser Tuberkulösen an die Fürsorgestellen ist nur durch Zusammenarbeiten sämtlicher in Betracht kommenden Stellen, insbesondere der Ärzte (Armenärzte, Schulärzte), Armenkommissionen, Bezirksvorsteher und sonstigen Gemeindeorgane sowie der Träger der sozialen Versicherung (Krankenkassen, Versicherungsanstalten) unter tunlichster ehrenamtlicher Mitwirkung von Vertretern der beteiligten Bevölkerungskreise und ihrer Organisationen zu erreichen.

2. Es ist erforderlich:

a) die Zahl der Fürsorgestellen insbesondere für die **Landbevölkerung** dem Bedürfnis entsprechend zu vermehren,

b) allen Fürsorgestellen eine gesicherte finanzielle **Grundlage zu geben**, die einen dauernden, ungestörten Betrieb gewährleistet.

2. Als Träger von Fürsorgestellen kommen in Betracht:

a) öffentlich-rechtliche Körperschaften (Gemeinden, Gemeindeverbände sowie die Träger der Sozialversicherung),

b) Vereinsorganisationen (Tuberkulosevereine, Vereinigungen vom Roten Kreuz, Ausschüsse usw.).

Sind öffentlich-rechtliche Körperschaften Träger der Fürsorgestelle, so wird dadurch in der Regel ihre finanzielle Grundlage von vornherein genügend sichergestellt und ihre gedeihliche Fortentwicklung gewährleistet sein. Aus diesem Grunde wird bei Neueinrichtungen von Fürsorgestellen in erster Linie zu prüfen sein, ob öffentlich-rechtliche Körperschaften als Träger zu gewinnen sind.

Wo sich die von Vereinen ins Leben gerufenen Stellen gut bewährt haben, ist ihre Weiterentwicklung nach Möglichkeit zu fördern. Unter allen Umständen ist aber ein möglichst enges Zusammenarbeiten der in der Tuberkulosefürsorge tätigen Vereine mit den an der Gesundheitspflege beteiligten behördlichen Stellen anzustreben; insbesondere muß für eine ausreichende laufende Unterstützung der Vereine mit Geldmitteln seitens dieser Stellen gesorgt werden.

4. In finanzieller Beziehung gilt als Mindestforderung, daß den Fürsorgestellen regelmäßige sichere Einnahmen in solcher Höhe zur Verfügung stehen müssen, um daraus zum mindesten die Betriebskosten, soweit solche entstehen, und die Kosten der nachfolgend bezeichneten Regelleistungen decken zu können.

a) **Die Betriebskosten umfassen:**

1. Miete und Unterhaltung der Räume,

2. Gehälter für Ärzte, Schwestern und sonstiges Personal,

3. Bureaukosten.

b) **Die Regelleistungen der Fürsorgestellen umfassen:**

1. ärztliche Untersuchung des Kranken und seiner Familie und fortlaufende ärztliche Beobachtung sowie sachgemäße Bearbeitung der zugunsten der Kranken an Behörden zu richtenden Fürsorgeanträge,

2. Untersuchung des Auswurfs auf Tuberkelbacillen,

3. hygienische Beaufsichtigung und Beratung der tuberkulösen Familien durch die Fürsorgeschwestern usw.,

4. Wohnungsfürsorge (Desinfektion, Gewährung von Betten usw.),

5. Verabreichung von Kräftigungsmitteln in dringenden Fällen.

Erwünscht ist, daß hierüber hinaus noch weitere Mittel vorhanden sind, die den Fürsorgestellen im Bedarfsfalle, wenn ein anderer Kostenträger nicht vorhanden ist, erhöhte Leistungen (z. B. Gewährung von Mietsbeihilfen und Zuschüssen zu Heilverfahren, Unterhaltung von Walderholungsstätten, andere Pflege- und Vorbeugungsmaßnahmen) ermöglichen.

5. Maßnahmen der Fürsorgestellen sollen niemals den Charakter der öffentlichen Armenunterstützung tragen.

6. Es ist anzuraten, daß die Fürsorgeschwestern in besonderen Kursen und Wiederholungskursen mit dem Wesen der Tuberkulose sowie mit den Grundzügen der sozialen Gesetzgebung vertraut gemacht und außerdem in der selbständigen Bearbeitung des gesamten Fürsorgeverfahrens ausgebildet werden.

7. Es wird empfohlen, bei der Einrichtung und dem Betrieb der Fürsorgestellen in tunlichster Fühlung mit den anderen Organisationen auf dem Gebiete der sozialen Fürsorge vorzugehen.

In diesen Leitsätzen des D.Z.K. ist aber nur in großen Zügen das Arbeits- und Organisationsprogramm der Fürsorgestellen zum Ausdruck gebracht, während von PÜTTER Richtlinien aufgestellt sind, die mehr ins einzelne gehen und auch den inneren Betrieb in der Fürsorgestelle genau festlegen. Da im Laufe der Jahre dem Beispiel PÜTTERS viele Vereine, Verbände, Städte usw. gefolgt sind und ein sehr großer Teil der Fürsorgestellen auf dem PÜTTERschen Programm aufgebaut ist, so möchte ich diese zunächst mal zur Wiedergabe bringen und im Anschluß daran die Änderungs- und Erweiterungsvorschläge besprechen, die besonders im letzten Jahrzehnt von verschiedenster Seite gemacht worden sind. Sodann werde ich mich der von ihnen geleisteten praktischen Arbeit zuwenden, um festzustellen, ob durch die Fürsorgestellen so, wie sie jetzt sind, schon so viel praktisch wertvolle Arbeit geleistet wird, die sie geeignet erscheinen läßt, wirklich zum Mittelpunkt der gesamten Tuberkulosebekämpfung zu werden.

2. Pütters Programm.

Allgemeine Gesichtspunkte für die Tuberkulosebekämpfung durch Auskunfts- und Fürsorgestellen.

Die Auskunfts- und Fürsorgestellen haben die Bestimmung, der Ausbreitung der Tuberkulose vorzubeugen. In ihnen werden Lungenkranke unentgeltlich untersucht, über die zur Bekämpfung der Tuberkulose erforderlichen Maßnahmen unterrichtet und je nach Bedarf in Fürsorge genommen.

Um lebensfähig zu sein, müssen sie sich im Anschluß an die deutsche Arbeiterversicherung, die obligatorische Armenpflege und die Privatwohltätigkeit entwickeln und sollen dabei bestreht sein, die Vorstände und Ärzte der Versicherungskassen, der Armenkassen und der Privatwohltätigkeitsvereine zu gewinnen, die Unterstützungen, welche sie den Tuberkulösen zu geben verpflichtet resp. gewillt sind, in einer Form zu gewähren, die geeignet ist, die Tuberkulose zu bekämpfen. Die von den genannten Kassen gewährten Mittel sind richtig zu verwerten, d. h. die Auskunfts- und Fürsorgestellen haben darüber zu wachen, daß die zur Bekämpfung der Tuberkulose getroffenen Maßnahmen richtig ausgeführt und, sofern der Kranke Angehörige hat, die Mittel entsprechend ergänzt werden, um der Ausbreitung der Tuberkulose in der Familie vorzubeugen. Jeder Schematismus in der Behandlung der einzelnen Pflegefälle ist in Übereinstimmung mit dem Vorgehen der Kassen, Armenverwaltungen und Wohltätigkeitsvereine zu vermeiden. Da die Leichtkranken meist in Heilstätten verschickt werden können, so hat sich der Hauptkampf gegen die Tuberkulose im vorgeschrittenen Stadium zu erstrecken und vorbeugend gegen die Weiterverbreitung zu wirken. Da die Tuberkulose eine Wohnungskrankheit ist und sich von Mensch zu Mensch überträgt, so sind Übelstände, wie das enge Zusammenwohnen, Zusammenschlafen, Küssen, Anhusten, die unterlassene Vernichtung der Infektionskeime durch Gewährung materieller Mittel und durch Erziehung der Hausfrauen und Kinder abzustellen. Wo eine Sanierung der Wohnung nicht möglich ist, muß dahin gewirkt werden, daß die ungeeignete Wohnung verlassen und eine neue luftige und sonnige bezogen wird. Besondere Beachtung verdienen die noch arbeitsfähigen, aber schon schwerer erkrankten Tuberkulösen (ca. 80% aller Tuberkulösen) und die Kinder, die von der Tuberkulose in viel stärkerer Zahl ergriffen sind, als gemeinhin angenommen wird, deshalb ist die Fürsorge, die gerade diesen Kranken zugewendet werden muß, von eminenter Bedeutung. Um hier wirksam eingreifen und vieles erreichen zu können, müssen die Auskunfts- und Fürsorgestellen das Zentrum der gesamten Tuberkulosebekämpfung werden, von welchem aus eine systematische Bekämpfung der Seuche geleitet werden kann: sie sollen im öffentlichen Interesse, und zwar sowohl im Interesse des Kranken wie des Gesunden, die bestmögliche Ausnutzung sämtlicher der Tuberkulosebekämpfung gewidmeten Einrichtungen gewährleisten. Dabei dürfen sie aber nicht Stellen medizinisch-wissenschaftlicher Forschungen, sondern Stätten praktischer Arbeit sein. Statistische, nationalökonomische, medizinisch-diagnostische und hygienische Fragen können gelegentlich durch besonders interessierte Mitarbeiter ihre Erledigung finden.

Organisation.

a) Träger und Einrichtung.

Am empfehlenswertesten sind sie Veranstaltungen der Gemeinden oder wenn diese selbst nicht daran gehen wollen, können sie von Vereinen betrieben werden, die im engsten Zusammenhang mit Gemeinden arbeiten und sich von diesen die Besoldung der Fürsorgeschwestern und ärzte sicherstellen lassen. Da die Fürsorgestellen mit anderen Gemeindeveranstaltungen eng verknüpft sind, so kommen andere Behörden, wie z. B. Landesversicherungsanstalten, die über einen Stadtbezirk hinausgehen, für den Betrieb gar nicht in Frage. Auch die Armenverwaltung hat hier auszuscheiden, weil sie sich auf die öffentlich Unterstützten beschränkt und nicht andere Leute unter die Hände der Armenverwaltung geraten dürfen. Um praktische Arbeit zu leisten, muß zunächst eine Stelle beschafft werden, in welcher die Sprechstunden für die Tuberkulösen abgehalten werden können; hierfür genügt, sofern in öffentlichen Polikliniken oder Kliniken keine Räume zur Verfügung stehen, eine Parterrewohnung von 3—4 Zimmern (ein Warteraum, ein Aufnahmezimmer und ein ärztliches Untersuchungszimmer).

Die Sprechstunden sind tunlichst auf die Nachmittage zu verlegen, damit auch arbeitende Lungenkranke sie ohne größere Arbeitsversäumnis besuchen können. In Gemeinden bis zu 100 000 Einwohnern dürfte eine Sprechstunde wöchentlich genügen. Diese Fürsorgestellen sind allen bedürftigen Tuberkulösen zugänglich, ferner sollen die praktizierenden Ärzte, die Mitglieder der Armenverwaltung, die in Frage kommenden anderen Behörden, die Privatwohltätigkeitsvereine, die Diakonissen der verschiedenen Kirchengemeinden, die Kliniken, Krankenhäuser und Heilstätten Tuberkulöse überweisen, und schließlich sollen die Fürsorgeschwestern, sobald sie von einem Schwindsuchtsfalle in einer Familie, die sich aus eigenen Mitteln nicht helfen kann, Kenntnis erhalten, dem Vorsitzenden der Fürsorgestelle davon Mitteilung machen, der dann alles Erforderliche in die Wege zu leiten hat.

Über jeden einzelnen Patienten wird ein Fürsorgejournal angelegt, in welches genaue Eintragungen über die wirtschaftlichen Verhältnisse des Patienten, die Vorgeschichte der Krankheit und der bei der Untersuchung festgestellte Befund resp. der Grad der Tuberkuloseerkrankung und die vom Arzt bestimmten evtl. erforderlichen Fürsorgemaßnahmen gemacht werden. Auch die Fürsorgeschwester hat in dieses Journal einen Bericht über die Beschaffenheit und Haltung der Wohnung einzutragen.

b) Personal und seine besonderen Aufgaben.

1. Vorstand (Leiter). Die Hauptstützen solcher Auskunfts- und Fürsorgestellen sind das Personal in seiner Zusammensetzung aus Leiter (Vorsitzender), Arzt und Schwestern. Der Leiter resp. Vorsitzende, am besten ein Gemeinde- oder Verwaltungsbeamter, der auf dem Gebiete des Wohlfahrts- und Wohltätigkeitswesens bewandert und mit den nötigen hygienischen Anforderungen bekannt ist, muß es verstehen, sich nicht nur mit den Krankenkassen, der Armenverwaltung und den Wohltätigkeitsfaktoren in Geschäftsverbindung zu setzen, sondern auch Ärzte und Schwestern zu gewinnen und heranzubilden, die armenpflegerisch und hygienisch geschult sind.

Da es sich bei der Art der von Pütter geschilderten Tuberkulosebekämpfung um Unterstützungen mannigfacher Art handelt, so muß der Vorsitzende sich mit allen anderen Unterstützungs- und Wohltätigkeitsfaktoren wie Gemeinden als Hauptinteressenten, öffentlicher Wohlfahrtspflege, Vereinen, Stiftungen, Versicherungsanstalten, Armen- und Schulärzten, Krankenkassen, Bädern, Seehospizen in Verbindung halten, um von diesen Stellen die nötigen Mittel zusammenzubringen, auf daß sich die Fürsorgestellen entsprechend den ihr zur Verfügung stehenden Mitteln, im wesentlichen auf die Hilfsleistungen beschränken, die der Bekämpfung der Schwindsucht und der Vorbeugung dienen und sich nicht zu allgemeinen Wohltätigkeitsstellen auswachsen. Überhaupt soll sich der Etat in bescheidenen Grenzen halten. Die Ausgaben haben sich teils auf persönliche für Arzt, Schwester und Hilfspersonal, teils auf sachliche für Miete, Licht, Heizung, Porto, Fahrgelder und ähnliches zu erstrecken. Die Zusammenbringung der dazu erforderlichen Einnahmen ist die Aufgabe des Vorsitzenden, die nicht ganz leicht ist.

2. Arzt. Der Fürsorgearzt, am besten Fürsorgefacharzt und nicht Lungenspezialist, hat zunächst die Aufgabe, die Schwestern mit dem Wesen der Tuberkulose sowie mit den hygienischen und prophylaktischen Maßnahmen vertraut zu machen. Sodann hat er sämtliche, die Fürsorgestellen aufsuchenden Kranken mit den erprobten — auch Röntgen- — Methoden zu untersuchen, ob sie lungenkrank sind, denn sonst lassen sich die evtl. erforderlichen Fürsorgemaßnahmen weder für den Patienten noch für seine Familie bestimmen, daher sind auch Auskunfts- und Fürsorgestellen ohne Arzt undenkbar. Die ärztliche Untersuchung hat vor allen Dingen auch festzustellen, ob eine nicht infektiöse (geschlossene) oder eine infektiöse (offene) Tuberkulose vorliegt, da die Maßnahmen für jedes dieser Stadien durchaus verschieden sind. Es ist deshalb auch eine Untersuchung des Auswurfs auf Bacillen anzustellen resp. zu veranlassen. Vom Standpunkte der Seuchenbekämpfung muß durch Fürsorgemaßnahmen bei ersterer Kategorie verhindert werden, daß sie in das infektiöse Stadium gelangt, weshalb diese Leute möglichst frühzeitig den Heilstätten oder Walderholungsstätten überwiesen und zu gesundheitsgemäßem Leben erzogen werden müssen. Sie sind auch vor solchen Berufen zu bewahren, welche mit zur Tuberkulose disponierenden Schädlichkeiten verbunden sind; sodann ist eine Beratung der in die Lehre eintretenden jungen Leute erforderlich, da ein Berufswechsel bei Ausgelernten sehr schwierig, oft unmöglich ist.

Bei dieser Kategorie nicht infektiöser Kranker sind die Untersuchungen in bestimmten Zwischenräumen zu wiederholen, um darüber unterrichtet zu sein, ob ihr Leiden zum Stillstand gekommen ist oder fortschreitet, und vor allen Dingen, um den richtigen Augenblick zu ergreifen, in dem erneute Fürsorgemaßnahmen erforderlich werden.

Bei den infektiösen Tuberkulösen sind die Maßnahmen vielgestaltiger, durch sie müssen die Kranken entweder aus ihren Wohnungen herausgenommen und in Krankenhäuser, Tuberkuloseheime usw. gebracht oder in solche Lebensbedingungen übergeführt werden, daß sie ihre Umgebung nicht mehr gefährden. Weiter ist zu versuchen, die heilbaren Tuberkulösen zu heilen und die Ausscheidung der Tuberkelbacillen in die Außenwelt zum Aufhören zu bringen, vor allem muß aber hier die Wohnungsfürsorge und der Familienschutz in den Vordergrund treten. Dabei muß sich die ärztliche Untersuchung auch auf Familienmitglieder, auch der anscheinend gesunden, ausdehnen, um festzustellen, ob bereits eine Infektion stattgefunden hat.

Die leicht erkrankten Tuberkulösen sollen für die Aufnahme in eine Heilstätte oder Walderholungsstätte vorgeschlagen und bis zu ihrer Abreise, ebenso wie die schwerer Erkrankten, befürsorgt und die Familie untersucht, instruiert und je nach Bedarf mit Lebensmitteln, Geld, Mietszuschüssen usw. unterstützt werden. Außerdem ist die Wohnung entsprechend zu sanieren.

Von größter Bedeutung ist die Fürsorge für den aus der Heilstätte Zurückkehrenden. Selten darf er seinen Beruf wieder aufnehmen und muß sich eine andere geeignetere Arbeit suchen. Diese zu finden, ist sehr schwer. Und wenn auch die Vereine resp. Fürsorgeärzte die Arbeit nicht beschaffen können, so können sie wenigstens mit dem Manne oder der Frau beraten, was für einen Erwerbszweig sie wohl ergreifen könnten; sie können ihnen über die ersten Wochen hinweghelfen, sie empfehlen, wenn sie Aussicht auf geeignete Arbeit haben, sie unterstützen, damit die Erfolge der Heilstättenkur möglichst nachhaltig sind.

Über alle diese Untersuchungsbefunde und Maßnahmen hat der Fürsorgearzt unter Assistenz der Schwester, der er für jeden Fall besondere Verhaltungsmaßregeln gibt, Eintragungen in das Fürsorgejournal zu machen. Eine ärztliche Behandlung der Tuberkulösen wird von dem Fürsorgearzt nicht ausgeübt, vielmehr dem behandelnden Armen-, Kassen- oder Privatarzt überlassen. Dieses Unterlassen jeglicher ärztlicher Behandlung in den Fürsorgestellen ist auch die Vorbedingung für eine gedeihliche Zusammenarbeit mit der praktischen Ärzteschaft, denn ohne ihre bereitwillige Mitarbeit ist der Kampf gegen die Tuberkulose aussichtslos. Um hier ein ersprießliches Verhältnis zu erzielen, erfolgt eine Aufnahme in die Fürsorgestelle und die fürsorgeärztliche Untersuchung nur dann, wenn der Kranke nicht in der Behandlung eines Arztes, sei es eines Privatarztes, Kassenarztes oder Armenarztes steht. Ist dies der Fall, so wird er diesem zugeschickt und erst und nur dann von dem Fürsorgearzt untersucht, wenn er ihm vom behandelnden Arzt ausdrücklich überwiesen wird mittels eines Überweisungsscheines, welcher dem Patienten zu diesem Zwecke mitgegeben wird. Das Untersuchungsresultat ist dem behandelnden Arzt jederzeit zugängig oder auch mitzuteilen. Eine Behandlung übernimmt der Fürsorgearzt wie gesagt nie, er bereitet aber die erforderlichen Atteste und Anträge auf Wunsch dem behandelnden Arzte vor, damit in der Hilfeleistung für den Tuberkulösen kein Aufent-

halt eintritt. Die Unterschriften werden vom behandelnden Arzt, dem eine
Nachprüfung oder Änderung selbstverständlich zusteht, vollzogen.

Auf diese Weise ist es den Fürsorgeärzten möglich, mit den behandelnden
Ärzten Hand in Hand zu arbeiten, und außerdem beweist dieses Vorgehen, daß
es ihnen nur darauf ankommt, die Tuberkulösen in den Stand zu setzen, sach-
gemäßen Anordnungen ihrer Ärzte auch wirklich nachzukommen. Eine Kon-
kurrenz gegen die Ärzte ist so ausgeschlossen und ein wirtschaftlicher Nachteil
kann den Ärzten durch derartig arbeitende Fürsorgestellen nicht entstehen, und
außerdem wird jede Einmischung in die ärztliche Behandlungsmethode, durch
welche das wünschenswerte Vertrauensverhältnis zwischen behandelndem Arzte
und Patient getrübt werden könnte, aufs allerstrengste vermieden.

Abweichungen hiervon sind in kleinstädtischen und ländlichen Fürsorgestellen
insofern möglich, als dort die Fürsorge sowieso meist in den Händen der orts-
eingesessenen Ärzte liegt und es auch dort zweifelhaft sein kann, ob sich die Behandlung stets wird ausschließen lassen.

3. Fürsorgeschwester. Die Fürsorgeschwester soll viel Takt und guten
Blick haben und jederzeit bereit sein, Fertigkeit in schriftlichen Arbeiten haben,
sich Vorsitzendem und Arzt unterordnen und mit Hoch und Niedrig gut umgehen
können. Es kann daher nur empfohlen werden, gebildete Damen dazu zu nehmen
und diese entsprechend zu besolden. Damen im Ehrenamt sind nur selten für
diese Arbeit, die auch den eigenen Familien die Tuberkulose zutragen kann, ver-
wendbar. Sobald Tuberkulöse in die Sprechstunde kommen, trägt die Schwester
kurze Angaben über deren Familien- und Einkommensverhältnisse in den Fragebogen ein, um diesen dem Arzt zur Einzeichnung des Krankheitsbefundes usw.
vorlegen zu können. Nach der Untersuchung gibt der Arzt resp. die Schwester
dem Patienten einen Bescheid, der von der Schwester ebenfalls im Fragebogen
vermerkt wird. Jede Schwester besorgt ihre gesamte Korrespondenz auch mit
den Krankenkassen, der Wohlfahrtsverwaltung, den Vereinen usw. selbst, muß
sie aber dem Vorsitzenden zur Unterschrift vorlegen.

Der wichtigste Teil der Schwesternarbeit ist der Hausbesuch bei den tuberkulösen Familien ihres ihr zugewiesenen Stadtbezirks, der empfehlenswerterweise
15 000 Einwohner nicht übersteigen soll und am besten den Armenbezirken anzu-
passen ist. Sie hat darin die Wohnungsfürsorge auszuüben, der Hausfrau und den
Kindern die nötigen Verhaltungsmaßregeln gegenüber den kranken Angehörigen
beizubringen, über Reinlichkeit, Lüftung usw. zu belehren und die Ausführung
ihrer Anordnungen zu kontrollieren. Sie hat nach Rücksprache mit Vorsitzendem
und Arzt evtl. Mittel zu gewähren oder anderswoher zu beschaffen, um den ärztlichen und hygienischen Anforderungen nachkommen zu können. Vor allem muß
sie dahin wirken, daß der ansteckend Tuberkulöse in der Wohnung von den Seinigen
räumlich getrennt wird, sei es durch andersartige Benutzung der vorhandenen
Räume, sei es durch Hinzumietung eines Zimmers oder Beschaffung einer anderen
besseren resp. größeren Wohnung mit oder ohne Bewilligung von Mietszuschüssen
usw. Gründliche Reinigung der Wohnung, Stellung einer Wasch- oder Reine-
machefrau, Lieferung eines Bettes, evtl. eines Feldbettes, sind dann noch in die
Wege zu leiten. Großes Augenmerk hat sie auch auf die Vernichtung der Infektionskeime zu richten, mit Wasser gefüllte Eimer oder Spucknäpfe aufstellen zu
lassen und die Tuberkulösen, die Auswurf haben, anzuhalten, daß sie Spuckflaschen, die durch die Fürsorgestellen verausgabt oder besorgt werden, außerhalb des Hauses benutzen. Zu geeigneter Zeit ist eine Desinfektion der Wohnung
und Möbel, Betten und Kleidungsstücke zu veranlassen, die natürlich den weniger
Bemittelten nichts kosten darf. Es ist aber nur dann mit Unterstützung einzugreifen, wenn die Familien die Anschaffungen wirklich nicht aus eigenen Mitteln

bezahlen können. Die Hausfrauen sind ferner von der Schwester anzuhalten, die von dem Tuberkulösen benutzten Taschentücher, Hemden, Bettüberzüge usw. sofort nach abgeschlossenem Gebrauch nicht mit der übrigen Wäsche zu vermengen, sondern in einem besonderen Gefäß aufzubewahren und auszukochen.

Zusammenarbeit mit anderen Fürsorgeorganisationen.

Da ein enger Zusammenhang zwischen der Tuberkulosefürsorge, der Säuglingsfürsorge und der Ziehkinderaufsicht besteht, so ist besonders dort, wo die Fürsorge in den Händen von Gemeinden liegt, eine Zusammenarbeit dieser drei Fürsorgezweige ratsam, und es ist der Sache nur dienlich, wenn dieselbe Schwester die Fürsorge für die Tuberkulösen, die Säuglinge und die Ziehkinder übernimmt. Dieses ist in kleineren Gemeinden auch aus finanziellen Gründen sehr empfehlenswert, wo sonst die Tätigkeit einer Schwester nicht genügend ausgefüllt würde. Der Besuch derselben Schwester in den Familien der Säuglinge und der Lungenkranken ist aber völlig unbedenklich, weil eine Übertragung der Bacillen durch das Betreten dieser oder jener Wohnung nicht zu befürchten und der sonstige Wechsel der Kleidung wie beim Arzt vorzuschreiben ist.

Dadurch aber, daß ein und dieselbe Schwester für alle drei Arten der Fürsorge zugleich tätig ist, wird der große Vorteil erreicht, daß in einer Familie, in der gleichzeitig ein Säugling und ein Lungenkranker ist, nicht von zwei Schwestern der Familie Verhaltungsmaßregeln gegeben werden, die sich leicht widersprechen und Verwirrung hervorrufen können, weil jede nur ihren Fall, entweder den Säugling oder den Lungenkranken, im Auge hat, während die gemeinsame Schwester beides zu bedenken hat, was ja das Natürlichste ist.

Diese Gemeinschaft zwischen Tuberkulose- und Säuglingsfürsorge darf aber natürlich nicht so weit gehen, daß für beide die gleichen Sprechstunden eingerichtet werden; diese müssen vielmehr völlig getrennt abgehalten werden. Selbstverständlich können Arzt und Schwester aber dieselben sein. Diese gemeinsamen Einrichtungen haben sich in Halle gut bewährt, auch nachdem die Alkoholiker- und Krebskrankenfürsorge in der Familie ebenso wie in Berlin mit angegliedert wurde.

Werden alle diese Bestrebungen zusammengefaßt, so schlägt PÜTTER folgende Organisation vor:

„Äußerlich wird sich die Organisation folgendermaßen gestalten lassen:

1. Wenn alle Arten der Fürsorge städtisch sind oder als städtische noch ins Leben gerufen werden sollen, wird ein städtisches Fürsorgeamt oder Wohlfahrtsamt begründet und so zusammengesetzt wie die übrigen städtischen Deputationen: aus Mitgliedern beider Körperschaften der Gemeinde.

2. Wird zunächst nur ein Teil städtisch, ein anderer Teil aber von Vereinen betrieben, so wird ebenfalls ein Fürsorge- oder Wohlfahrtsamt gebildet, aber nicht als Deputation, sondern als Kommission unter Heranziehung der Vereinsvorsitzenden. Der Vorsitzende dieser Kommission muß dann gleichzeitig Vorstandsmitglied aller der in Betracht kommenden Vereine sein.

3. Werden alle Arten der Fürsorge von Vereinen betrieben, so muß ein Mitglied des Gemeindevorstandes im Vorstand aller dieser Vereine sitzen und auf ein gedeihliches Zusammenarbeiten derselben hinwirken.

4. Die Anstellung der Fürsorgeschwestern hat unter allen Umständen auf Gemeindekosten zu erfolgen.“

Auf diese Weise läßt sich die Möglichkeit schaffen, daß rationell gearbeitet wird und daß, wenn die Gemeinde noch nicht alle Arten der Fürsorge treibt, sie wenigstens überall im Sinne der Allgemeinheit einwirken kann. Die Fürsorge auf dem Lande oder genauer in kleineren Städten oder Dörfern kann entweder durch eine „fliegende Kolonne“ als Institut der Kreisverwaltung ausgeübt oder an den nächstliegenden größeren Ort mit eigener Fürsorge angeschlossen werden. Je bequemer und billiger die Bahnverbindungen zu den kleinen Orten sind, desto besser können sie mit den Einrichtungen der Fürsorge bedacht werden.

Um den hier vorgezeichneten Kampf gegen die Tuberkulose wirkungsvoll zu gestalten, müssen alle Volkskreise und Volksgruppen zur Beteiligung herangezogen und aufgeklärt werden; jedermann, arm wie reich, muß auf den Kampf aufmerksam werden und mit der Erkennung der Gefahr ein Bundesgenosse im Kampfe werden, insbesondere auch durch Gewährung von Betriebsmitteln tatkräftig eingreifen. Sodann müssen alle weiteren Ergebnisse der medizinisch-diagnostischen und der hygienisch feststehenden Errungenschaften unter Zurückstellung aller noch zweifelhaften Punkte praktische Verwertung in der Fürsorgearbeit finden. Ferner haben weitestgehende Zuwendungen aller Art, Hilfeleistungen und Unterstützungen mannigfachster Art an die Pflegebefohlenen unter Anpassung an die vorliegenden Bedürfnisse mit Erziehung zur Selbsthilfe stattzufinden. Weiter ist das Vorgehen gegen die Tuberkulose vorwiegend in die Wohnungen und erst in zweiter Linie in die Heilstätte zu verlegen unter innigem Anschluß an den Kampf gegen andere Volkskrankheiten, wie Alkoholismus, Krebs, Geschlechtskrankheiten unter besonderer Berücksichtigung der Unterschiedlichkeit des Vorgehens in der Großstadt, Kleinstadt und auf dem Lande, jedoch fordert PÜTTER im allgemeinen Einheitlichkeit der Methode bei zweckmäßigen Abweichungen im Einzelfalle.

Dieses ist so in großen Zügen das Programm, das der Gründer der Auskunfts- und Fürsorgestellen für die erfolgreiche Arbeit im Kampfe gegen die Tuberkulose in zahlreichen Arbeiten niedergelegt hat[1]). Seitdem sind nun in vielen Orten Deutschlands zahlreiche Fürsorgestellen ins Leben gerufen und an die Arbeit getreten, aber jede weicht in der Einrichtung von der anderen ab, auch in ihrem Betrieb je nach Art ihrer Entwicklung und den örtlichen Verhältnissen. Diese verschiedenartige Entwicklung wird von dem einen Fachmann begrüßt, BLÜMEL[2]) z. B. sieht darin den Grund, warum sich das Fürsorgewesen zu so großer Blüte hat entwickeln können. Er will nichts von einer Schematisierung wissen, „deshalb fort mit aller schematischen Verstaatlichung und Verstadtlichung". Anders dagegen HARMS[3]), der mit der Vermehrung der Fürsorgestellen gleichzeitig ein positiv einheitliches Programm über Ausbau und Organisation aufgestellt wissen will: „Die Realisierung muß nach einheitlichen, verpflichtenden Grundsätzen in die Wege geleitet werden, Halbheiten, Experimente,

---

[1]) PÜTTER: Die Aufgaben der Gemeinden bei der Tuberkulosebekämpfung. Sonderabdruck des D.Z.K. 1903. — Auskunfts- und Fürsorgestellen für Tuberkulöse. Tuberkulosis Bd. 3, Nr. 11. 1904. — Die Auskunfts- und Fürsorgestellen, 1905. Denkschrift des D.Z.K. zum Internat. Tuberkulosekongreß in Paris. — Die Vereinigung der Fürsorgebestrebungen in einer Gemeinde. Tuberkulosis Bd. 11, Nr. 2. 1912.

[2]) BLÜMEL, K.: Lückenloser Ausbau der Tuberkulosebekämpfung. Tuberkul.-Fürs.-Blatt 1919, Nr. 12.

[3]) HARMS: Beitrag zu einer zukünftigen, einheitlichen Entwicklung der Lungenfürsorgestellen auf Grund der Mannheimer Organisation. Tuberkul.-Fürs.-Blatt 1919, Nr. 10.

Konzessionen und andere lebende Attribute jeder in ihren Zielen schwankenden Kampfesart sind dabei eine logische Unmöglichkeit." Die augenblicklich noch herrschende Unsicherheit und Divergenz in der Auffassung über den Aufgabenkreis der Fürsorgestellen müssen seines Erachtens zu mehr oder weniger beschränkten Erfolgen führen. Bei diesen Gegensätzen muß es interessant sein, einmal die Hauptstreitpunkte einer kurzen Betrachtung zu unterziehen.

3. Organisationsfragen.

Zunächst käme da die Frage der Organisation. Während PÜTTER in dem vorhin mitgeteilten Programm für den Träger neben den Gemeinden auch Vereine vorschlägt, glaubt BECKER[1]), daß Privateinrichtungen von Vereinen den beabsichtigten Zweck einer systematischen Tuberkulosebekämpfung nicht erfüllen können. Viel mehr Erfolg verspricht er sich von folgender Organisation:

1. Die Fürsorgestellen müssen amtliche Stellen sein, daneben können die privaten bestehen bleiben.

2. Müssen sie möglichst gleichmäßig eingerichtet sein.

3. Sie müssen nach ganz bestimmten Grundsätzen die Tuberkulosebekämpfung durchführen; es dürfte nicht die eine Gemeinde in den Maßnahmen verhältnismäßig weitgehen, während die andere nur das tut, wozu sie armenrechtlich verpflichtet ist.

4. Sie müssen weitgehende Befugnisse haben, so müßte z. B. die Fürsorgestelle berechtigt sein, jeden Fall, der einer Heilstättenbehandlung bedarf, selbständig der Heilstätte zu überweisen, ohne den Umweg über die Kassen, Versicherungsanstalten oder sonst in Frage kommende Instanzen sogar noch mit der Gefahr der Abweisung nehmen zu müssen. Der Leiter wäre so gewissermaßen für die verschiedenen Stellen Vertrauensarzt. Außerdem müßten auch die im einzelnen Falle erforderlichen Maßnahmen von dem Fürsorgestellenleiter angegeben und auch durchgeführt werden. Wenn die dazu erforderlichen Mittel nicht aufzutreiben seien, so müsse die Allgemeinheit die Kosten tragen.

Daß wir aber noch weit von dieser amtlichen Fürsorgestelle entfernt sind, beweist die Feststellung, daß im Jahre 1919 von 41 deutschen Großstädten nur 12 Fürsorgestellen rein städtische waren, während die übergroße Mehrzahl von Vereinen betrieben wurde und unter ihnen gerade die bekanntlich mit gutem Erfolg arbeitenden Fürsorgestellen Frankfurt, Mannheim, Halle, Stettin usw., deren Leiter aufs wärmste für die Beibehaltung der Vereine als Träger der Fürsorgestellen eintreten, wenngleich sie auch einen engen Anschluß

---

[1]) BECKER: Vorschläge für die Organisation einer schärferen Tuberkulosebekämpfung. Med. Klinik 1920, Nr. 38.

an die Behörden bzw. an die sonst in Frage kommenden sozialen Faktoren und eine genügende Finanzierung durch Gemeinden, Krankenkassen, Landesversicherungsanstalten usw. verlangen.

Auch m. E. dürfte die Tuberkulosebekämpfung nur wirksam sein können, wenn sie, wie OXENIUS im Jahresbericht der Frankfurter Fürsorgestelle 1919 betont, „wirklich Sache des Volkes ist und getragen wird von der Einsicht, daß jeder in seinem Kreise mitzuwirken hat. Ein in städtische Organisation gefaßtes Gebiet ist für die Bevölkerung eine geregelte und erledigte Angelegenheit. Die Möglichkeit jedes einzelnen aber, an einem Verein mitzuwirken, weckt die Teilnahme und das Bestreben, sich mit dem Gegenstand vertraut zu machen. Das aber gerade ist es, was uns bei dem Kampf gegen die Tuberkulose so bitter not tut. Die städtische Bevölkerung würde (beim Vorhandensein einer Stadtstelle) glauben, ihre Pflicht gegenüber der Tuberkulosebekämpfung erfüllt zu haben, wenn sie Steuern zahlt und die erlassenen Bestimmungen befolgt." Klappt die Sache dann nicht, so wird der Mißerfolg der Stadtverwaltung in die Schuhe geschoben. Für die Gründung neuer Stellen kämen natürlich die amtlichen Behörden dort in Frage, wo ein Verein fehlt oder nicht die nötige Initiative aufbringt. Wo aber solche Vereinsstellen bereits existieren, würde eine Änderung des bisherigen Systems m. E. in Übereinstimmung mit OXENIUS nur dann angebracht sein, wenn entweder die Leitung selbst sich außerstande erklärt, ihre Aufgaben erfüllen zu können, wie z. B. in Leipzig (1921), wo ausreichende Geldmittel fehlten, oder wenn andere die Überzeugung gewonnen haben und beweisen können, daß der bisherige Träger unzulängliche Arbeit leistet und deshalb nicht nur anderes, sondern Besseres an seine Stelle gesetzt werden muß.

Daß aber, wie BECKER meint, zur systematischen Durchführung der Tuberkulosebekämpfung ein Fürsorgeamt nun einmal erforderlich sei und dieses in Gestalt einer Landes- bzw. Reichsbehörde besonders hohes Ansehen genießen würde, erscheint heutzutage doch recht zweifelhaft. Zudem besteht, worauf BLÜMEL schon für die städtischen Stellen hinweist, die Gefahr, daß sie viel zu bureaukratisch arbeiten und die lebendige Fühlung mit den Kranken durch zu viel Papierbearbeitung vermindert wird. Auch dürfte der amtliche Charakter m. E. viel dazu beitragen, daß das Vertrauen, das der Kranke gerade mit zu den Fürsorgestellen bringen muß, durch eine derartige Bureaukratisierung leicht zum Schwinden gebracht werden könnte. Außerdem habe ich bei meinen Besuchen in weit über 100 Fürsorgestellen mich nicht des Eindrucks verschließen können, daß derartige amtliche resp. Stadtstellen mit viel mehr Bureaupersonal arbeiten, wodurch der Kostenaufwand viel größer wird als in den Vereinsfürsorgestellen. Hier wird der ganze Akten- und Schriftverkehr meist durch die Schwester und Helferinnen mit erledigt. Weiter ist es mir noch aufgefallen, daß die Leiter, Ärzte und Schwestern in den Vereinsfürsorgestellen viel genauer über den Stand der Tuberkulosebekämpfung und die Erfassung und die Befürsorgung ihrer Bezirkstuberkulösen informiert und besser Auskunft zu geben in der Lage waren als in den kommunalen Fürsorgeämtern mit viel größerem Bureaubetrieb. Ich denke dabei gerade an die Fürsorgestellen in mehreren Großstädten, von denen trotz persönlicher Vorstellung und häufiger brieflicher Rückfrage es nicht möglich war, statistische Unterlagen über ihre Tätigkeit zu erlangen. Ausnahmen kommen natürlich auch hier vor, wie z. B. in Gelsenkirchen, wo die städtische Einrichtung dank der Leitung ganz vorzüglich funktionierte und das Vertrauen des Publikums sich durch zahlreichen Besuch der Fürsorgestellen kundtat.

Trotz der gegenteiligen Ansicht PÜTTERS sind auch vielfach die Landesversicherungsanstalten in Übereinstimmung mit den Leitsätzen über Ausbau des Fürsorgewesens zur Bekämpfung der Tuberkulose als Träger für Fürsorgestellen ins Leben getreten und haben ihre Einrichtungen in Berlin sich durchaus bewährt, vor allem in Thüringen, wo dank der Initiative der Landesversicherungsanstalt Thüringen unter Mitwirkung der Gemeinden eine intensive Tuberkulosebekämpfung stattfindet, was ich später noch näher ausführen werde.

Es kommt eben hier nicht darauf an, zu entscheiden, ob als Träger der Tuberkulosebekämpfung am besten die Gemeinde, die Krankenkasse, die Landesversicherungsanstalt oder ein Verein in Frage kommen soll, sondern ob die bestehende Organisation den Anforderungen genügt oder nicht. Sehr empfehlenswert dürfte vielleicht die gerade neuerdings unter Führung von Vereinen ins Leben gerufene Zusammenfassung aller in Betracht kommenden Faktoren zu einer Zentralarbeitsgemeinschaft sein, wie sie in Berlin, Breslau und Nürnberg zur Tatsache geworden ist.

Ein sehr heftiger Streit wird weiter um die Frage geführt, ob selbständige Lungenfürsorge getrieben oder diese mit den übrigen Zweigen der sozialen Fürsorge vereinigt werden soll, zumal dieses letztere auch bereits von PÜTTER seit vielen Jahren propagiert und vor allem im Westen des Reiches die sog. Familienfürsorge im großen Maßstabe durchgeführt wird. Durch diese Zusammenfassung möglichst aller Fürsorgebestrebungen soll die Familienfürsorge einheitlicher gehandhabt werden können. Weiter werde es so vermieden, daß die Schwestern und Beauftragten der verschiedenen Bestrebungen dieselben Familien besuchen und verschiedene Anordnungen treffen, was leicht zu Widersprüchen und Verwirrungen Anlaß gebe. Es sei richtiger, alle Anordnungen durch eine einzige Stelle zu treffen, und außerdem sei die Zusammenfassung auch erheblich billiger. Demgegenüber stehen aber die Erfahrungen an Orten, wo die scharfe Trennung neben guter Zusammenarbeit der verschiedenen Fürsorgebestrebungen untereinander seit langem existiert, wie z. B. in Charlottenburg, Frankfurt a. M., Mannheim, Dresden, Stettin u. a. O. Nur selten wird über Unstimmigkeiten erwähnter Art berichtet. Es kommt hier auch wieder auf die Leiter der in Frage kommenden Stellen und das Einvernehmen vor allem durch die Schwestern an.

Wie BECKER und OXENIUS[1]) sehr richtig betonen, hat aber die Trennung der verschiedenen Fürsorgen ganz erhebliche Vorteile; denn einmal sind die Besuche der verschiedenen Schwestern für die Familien insofern vorteilhaft, als vier Augen bekanntlich mehr sehen und Mißstände so häufiger zur Abstellung kommen. Auch dürfte der Einwand nicht zugkräftig sein, daß eine Familie zu häufig besucht wird, was leicht als lästig empfunden werden könnte. Dem ist aber durch eine Zentralauskunftsstelle, z. B. beim Wohlfahrtsamt wie in Frankfurt a. M., oder durch Fühlungnahme der Schwestern untereinander leicht abzuhelfen, wie mir von den verschiedensten Stellen mitgeteilt worden ist. Außerdem können zur Familienfürsorgerin oder Quartierschwester als „Mädchen für alles" mit ihrer vielseitigen Tätigkeit nur ganz hervorragende Persönlichkeiten, die auf allen Gebieten der Fürsorge beschlagen sein müßten, in Frage kommen. Ob die aber in genügender Anzahl zur Verfügung stehen, ist doch nach den Erfahrungen der praktischen Tätigkeit recht zweifelhaft. Außerdem kommt bei dieser gemischten Fürsorgetätigkeit die Tuberkulosefürsorge leicht zu kurz, worauf RIES[2]) u. a. erst kürzlich hingewiesen haben. Da es sich bei der Tuberkulose um eine Infektionskrankheit ganz besonderer Art handelt, hat die Fürsorgeschwester schon so viel Spezialkenntnisse nötig, und wird ihre Zeit durch die Tätigkeit in Sprechstunden, Berichterstattung und Wohnungsbesuchen derartig ausgefüllt, daß sie vollauf zu tun hat, wenn sie gewissenhaft ihren Dienst erfüllen soll. Oder aber sie kann nicht mit der Intensität ihrem Dienste nachkommen, wie es eigentlich im Interesse der Kranken und der steten Fühlungnahme mit dem Lungenfürsorgearzte nötig ist. Denn gerade auf die Fühlungnahme und das Zusammenarbeiten der Schwestern mit dem Arzte kommt es bei der Tuberkulosebekämpfung sehr wesentlich an, was wohl außer

---

[1]) OXENIUS: Quartierschwester und Tuberkulosefürsorge. Westdtsch. Ärzte-Zeitung 1920, Nr. 4.

[2]) RIES: Erfahrungen mit der Familienfürsorge. Tuberkul.-Fürs.-Blatt 1921, Nr. 10.

allem Zweifel ist und auch bereits von PÜTTER seit jeher betont wird.
Je lockerer diese Zusammenarbeit wird, um so mehr verliert die
Fürsorgearbeit an Wert. Hier gilt es aber von seiten der Ärzte,
Einhalt zu gebieten, da diese Bestrebungen nach möglichster Selb-
ständigkeit schon seit Jahr und Tag unter den Schwestern dank
ihrer Ausbildung vor allem in den sozialen Frauenschulen immer
mehr an Boden gewinnt, die die Mitarbeit des Arztes als überflüssig
hinstellen wollen.. Es wird aber meist gar nicht daran gedacht, daß
es gerade bei der Tuberkulose eine Menge nicht leicht zu beurteilender
Fälle gibt, deren richtige Bearbeitung selbst den erfahrensten Schwestern ohne Besprechung mit dem Arzte unmöglich sein dürfte. Zudem
sind auch zur Tuberkulosefürsorge in der Krankenpflege ausgebildete
Schwestern erforderlich, was von KAYSERLING[1]) mit Recht betont
wird. Diese praktische Ausbildung fehlt aber den Sozialfürsorge-
rinnen oder sog. Sozialbeamtinnen in der größeren Mehrzahl fast
völlig. Diese Tuberkulosefürsorgeschwestern sind in besonderen, von
den Fürsorgeärzten häufiger abzuhaltenden Konferenzen immer wieder aufs neue auf die Eigenarten ihrer Pflichten hinzuweisen und
über fragliche Fälle aufzuklären. Von Zeit zu Zeit ist es angezeigt,
sie an besonderen Kursen teilnehmen zu lassen, wo alle Spezialfragen
besonders behandelt und die Tuberkulosefürsorgerinnen immer wieder
über ihre Pflichten und die Art ihrer Tätigkeit aufgeklärt werden.
Solche Kurse werden in bestimmten Abständen von der Fürsorgestellenkommission des Deutschen Zentralkomitees zur Bekämpfung
der Tuberkulose in Berlin abgehalten, ebenso von zahlreichen Fürsorgestellen, z. B. in Halle, Chemnitz, Frankfurt a. M. u. a. O.

Auch die Kostenersparnis wird bei der Familienfürsorge nicht
allzu groß sein. Denn bei Vereinigung aller Fürsorgezweige müßten
die Schwesternbezirke natürlich verkleinert, die Zahl derselben aber
vergrößert werden, gleichzeitig damit aber auch die Anzahl der
Bezirksschwestern.

Anders dagegen auf dem Lande, wo die Familien- oder Kreis-
fürsorgerin ihre Berechtigung schon erwiesen hat. Mehrere Schwestern
würden, was auch PÜTTER schon betont, hier nicht genügend Arbeit
finden. Für spezialistische Tätigkeit ist auf dem Lande sowohl für
den Arzt wie die Schwester kein genügendes Arbeitsfeld. Als Ideal
ist aber auch hier die Zusammenfassung nicht immer anzusehen,
denn die Schwester wird bei ihren Besuchen bei den verschiedensten
Kranken leicht in allen möglichen Angelegenheiten um Rat gefragt
und ist nur zu häufig versucht, ohne die nötigen Vorkenntnisse ärzt-

---

[1]) KAYSERLING: Nochmals: Familien- oder Sonderfürsorgerin. Tuberkul.-
Fürs.-Blatt 1922, Nr. 9.

lichen Rat zu erteilen oder mit anderen Worten Kurpfuscherei zu treiben, worauf ja schon von Oxenius und Berghaus[1]) hingewiesen worden ist. Das sind natürlich Mißstände, die unbedingt verhindert werden müssen.

Weiter können die einzelnen Fürsorgebestrebungen naturgemäß am besten zur Durchführung kommen, wenn für die besonderen Zwecke in der Tuberkulosebekämpfung ausgebildete Ärzte die Leitung in Händen haben. Dies gilt aber für die Tuberkulose in besonderem Maße. Auf den ärztlichen Befund kommt für die Fürsorge alles an. Außerdem dürfte es ebenso wie bei den Schwestern zu den Seltenheiten gehören, daß ein Arzt auf allen Gebieten gleich gut Bescheid weiß. Es ist deshalb im Gegensatz zu Pütters Programm in Übereinstimmung mit Kayser-Petersen u. a. gerade bei der Tuberkulosebekämpfung zu verlangen, daß die Leitung der Fürsorgestellen in der Hand eines in der Seuchenbekämpfung erfahrenen und gut vorgebildeten Arztes liegt und nicht, wie es leider noch zu häufig geschieht (s. später), in den Händen von Ehrendamen, Sekretären usw. oder anderen, angeblich interessierten Laien.

Dann besteht mit der Einführung der Familienfürsorge noch eine große Gefahr, worauf Berghaus mit Recht hinweist, daß nämlich neben der zu erwartenden Verwässerung der Fürsorge der Verwaltungsbeamte immer mehr an die Stelle des Arztes tritt, während doch gerade der Arzt, wie schon Rudolf Virchow mit Recht betont, auf sozialem Gebiete der berufene Führer des Volkes sein dürfte. Es wird hier mal wieder der Versuch gemacht, den Arzt auszuschalten, der nur soweit gehört wird, wie es gerade dem Beamten gefällt (s. bei Ries das Kieler Beispiel).

Es würde m. E. deshalb am zweckmäßigsten sein, entsprechend dem auf dem Tuberkulosekongreß in Kösen vertretenen Standpunkte die Tuberkulosefürsorge getrennt von den anderen Fürsorgebestrebungen zu treiben, ohne dabei natürlich auf eine enge Zusammenarbeit mit allen in Frage kommenden Faktoren verzichten zu wollen. Denn nur mit ihnen zusammen und nicht ohne oder gegen sie können gute Erfolge erhofft werden.

4. Unterbringung und Einrichtung.

Zur Organisation gehört auch die Unterbringung und Einrichtung der Fürsorgestellen. Daß darüber keineswegs Einigkeit herrscht, davon habe ich mich gelegentlich meiner Besuche und der später mitzuteilenden statistischen Erhebungen überzeugen können. Daß

---

[1]) Berghaus: Erfahrungen mit der Familienfürsorge, und Sonderfürsorgerin oder Familienfürsorgerin? Tuberkul.-Fürs.-Blatt 1922, Nr. 2 u. 9.

die Einrichtungen auf dem Lande oder in der Kleinstadt nicht über dieselbe Ausstattung verfügen können und müssen wie die in größeren Städten und der Großstadt, ist selbstverständlich. Daß aber in kleineren Gemeinden und selbst in Städten im Gegensatz zu den PÜTTERschen Wünschen nach Warte-, Aufnahme- und Untersuchungszimmern nicht entsprochen wird, gehört gar nicht zu den Seltenheiten. Sie haben recht häufig gar kein bestimmtes Lokal für die Abhaltung der Sprechstunden zur Verfügung, die häufig nur alle 1—2 Monate oder nur nach Bedarf oder überhaupt nicht abgehalten werden. Die Kranken sind oft gezwungen, in die Wohnung der Gemeinde- oder Fürsorgeschwester zu wandern und werden dann dem nebenamtlich oder ehrenamtlich tätigen Arzte in die Sprechstunde geschickt. Gelegentlich kommt es auch vor, daß Schulräume, Schankstätten oder Tanzsäle ein oder mehrere Male im Monat zu Fürsorgestätten umgewandelt werden. Man muß aber als Hygieniker mit Recht Zweifel äußern, ob das die geeigneten Lokale sind und ob auch immer dort nach Beendigung der Fürsorgetätigkeit alles Erforderliche geschieht, um eine Weiterverschleppung der sicherlich zahlreich zurückgelassenen Krankheitskeime zu verhüten. Man denke nur an die Verschmutzung der Fußböden und der Sitzgelegenheiten mit Krankheitsstoffen resp. Auswurf, die, wenn sie nicht bald nach Abhaltung der Sprechstunden gründlich gereinigt werden, der Staub-, Kontakt- und Schmierinfektion Vorschub leisten können. Hin und wieder werden an ein und derselben Stelle nacheinander, besonders bei der Zusammenfassung verschiedener Fürsorgezweige, an ein und demselben Tage die verschiedensten Sprechstunden erledigt werden, so z. B. nach der Tuberkulose- die Säuglingsfürsorge. Das dürfte aber doch keinesfalls unbedenklich sein. Man denke da nur, worauf von BECKER u. a. mit Recht hingewiesen wird, an die außerordentlich große Empfänglichkeit der Säuglinge für Tuberkulose.

Es wäre m. E. viel richtiger, die Sprechstunden dort, wo geeignete Lokale fehlen, möglichst in den Räumen der Orts- oder Kreiskrankenhäuser abzuhalten, was mancherorts schon häufig geschieht und sicherlich bei einigem guten Willen auch überall durchzuführen sein wird. Das hat dann auch noch den Vorteil, daß man die meist vorhandenen Röntgeneinrichtungen zur Erhärtung der Diagnose benutzen kann und außerdem die Möglichkeit hat, im Anschluß an die schon bestehenden Einrichtungen Gelegenheit zu Liegekuren, Sonnen- und Luftbädern zu schaffen. Wo dies aber nicht möglich zu machen ist, gehe man in die Gemeindediakonien oder andere Schwesternstationen, wo geeignete Räumlichkeiten schon aufzutreiben sein werden; natürlich ist auch dort für die erforderliche Hygiene zu sorgen.

Dann kommt es auch hin und wieder vor, daß besonders in Landbezirken Tuberkulosefürsorge von den Gemeinden- oder Kreisfürsorgerinnen ohne ärztliche Untersuchung und Aufsicht getrieben wird. Das muß unbedingt verhindert werden, denn sonst kann es hier leicht zu der schon früher gerügten Kurpfuscherei kommen. Man wende sich da an die Ärzte, die ja jetzt in großer Anzahl vorhanden sind und überall auch auf dem Lande zu haben sein werden. Es muß ihnen nur das Gewissen geschärft und das Interesse für die Tuberkulosebekämpfung unter Hinweis auf die Hebung der Volksgesundheit zum Wohle des Ganzen geweckt werden. Vorläufig stehen noch viel zuviel interesselos der ganzen sozialen Betätigung gegenüber.

Ebenso ist auch die vielfach geübte Verlegung der Fürsorgetätigkeit in die Bureauräume der Rathäuser, Amtshäuser oder Landratsämter nicht ganz ohne Bedenken, zumal auch dort die ärztliche Betätigung nicht genügend Berücksichtigung findet und besondere Sprech- oder Untersuchungszimmer für Schwester und Arzt meist fehlen. Vielmehr wird auf diese Weise der Bureaukratisierung, der papierenen Erledigung der Tuberkulosebekämpfung wieder Vorschub geleistet. Einwandsfreie Ausnahmen kommen selbstverständlich auch hier vor. Natürlich wird sich auf dem Lande und in kleineren Gemeinden die Einrichtung einer allen Forderungen entsprechenden Fürsorgestelle nicht überall durchführen lassen und wäre es sehr praktisch, wie HARMS[1]) es vorschlägt, innerhalb größerer Bezirke neben einer größeren Zahl einfacher Beratungsstellen unter Mitwirkung der ansässigen Ärzte eine oder einige möglichst mit Fachärzten besetzte und mit den besten technischen Einrichtungen ausgestattete Fürsorgestelle zu schaffen. Diese müßte dann für den ganzen Bezirk die Diagnosesicherung in schwierigen Fällen übernehmen und wäre am besten als sog. Kreisfürsorgestelle mit vielen Filialen einzurichten, wie es in Mannheim u. a. O. bereits der Fall ist. Sehr empfehlenswert scheint mir auch die Organisation zu sein, wie sie ICKERT[2]) im Kreise Mansfeld inzwischen zur Durchführung gebracht hat.

Bedeutend besser, wenn auch nicht überall ausreichend, sind schon die Unterkunftsräume in den größeren und Großstädten. Verfügen doch da schon die meisten über besondere Räumlichkeiten und wird der Forderung PÜTTERS nach Warte-, Aufnahme- und Untersuchungszimmer mit Gelegenheit zur Abhaltung bestimmter wöchentlicher Sprechstunden für Arzt und Schwestern Genüge getan, wie ich später mit genaueren Zahlenangaben dartun werde. Ein Mangel ist nur, daß eigentlich unentbehrliche Einrichtungsgegen-

---

[1]) HARMS: Tuberkul.-Fürs.-Blatt 1919, Nr. 10.
[2]) ICKERT: Zeitschr. f. Tuberkul. Bd. 37, H. 3.

stände, wie Röntgenapparate, Sputumuntersuchungsvorrichtungen, Mikroskope usw., häufig fehlen. Das sollte mindestens durch entsprechende Abmachungen mit Krankenhäusern, Spezialärzten, Laboratorien usw. ausgeglichen werden, wie es ja schon in den verschiedensten Fürsorgebezirken zur Tatsache geworden ist. Ein Übelstand ist und bleibt diese Aushilfe trotzdem, weil ein gewisses Abhängigkeitsverhältnis von dem guten Willen der Aushelfenden und manchmal auch ein nicht wieder zu ersetzender Zeitverlust in der Untersuchung und Befürsorgung eintreten kann. Im übrigen ist die Einrichtung und der Betrieb in den einzelnen Fürsorgestellen recht verschiedenartig, was durch die verschiedensten Arbeitsmethoden und die Auffassung der fürsorgeärztlichen wie sozialen Betätigung bedingt ist und dem Besucher in die Augen fällt.

Während nämlich einige Fürsorgestellen selbst in Großstädten recht beengt in ihrem nur mit dem Allernotwendigsten ausgestatteten Räumlichkeiten mit nur einigen Schwestern und meist nur einem Arzt in einer Baracke ihr Dasein fristen, haben andere eine oder mehrere Stockwerke oder gar ganze Häuser zur Verfügung mit Laboratorien, mehreren Untersuchungszimmern, Schwesternsprechzimmern Konferenzsälen, Röntgenräumen, Bureau und Warteräumen. Derartige Einrichtungen machen den Eindruck einer richtigen Poliklinik, es herrscht dort ein stetes Kommen und Gehen, Ärzte und Schwestern rennen geschäftig hin und her, daneben knattern die Induktoren der Röntgenapparate usw. Man sollte glauben, wo so viel geleistet wird, muß die Tuberkulosefürsorge und Bekämpfung gute Erfolge zeitigen. In einigen dieser Fürsorgestellen ist ja das auch der Fall, erkundigt man sich in anderen aber näher, z. B. nach der Kenntnis der Fürsorgestelle von den in dem Bezirke wohnenden Tuberkulösen, oder wie lange die im Bezirk an Tuberkulose Verstorbenen in Fürsorge waren, so hört man häufig Zahlen, die in gar keinem Verhältnis zu der aufgewandten Arbeit stehen. Außerdem erlebt man es häufig, besonders wenn man mit dem Vorsteher des sehr zahlreich vorhandenen Bureaupersonals spricht, daß mit Stolz von der großen Besucherzahl berichtet wird, für die soundso viel Lebensmittel, soundso viel Büchsen Milch und soundso viel Krankenkost usw. zur Verteilung kamen, aber Zahlen der bekannten Tuberkulösen oder Fürsorglinge sind trotz des Vorhandenseins großer Aktenmengen nicht zu erlangen.

In diesem Zusammenhange möchte ich empfehlen, Karthoteken anzulegen, die es ermöglichen, sich in kurzer Zeit durch die größten Aktenmengen durchfinden zu können und so zu viel Zeitersparnis führen. In der Stettiner Fürsorgestelle ist eine solche in vorbildlicher Weise eingerichtet und mit besonderen Reitern an bestimmten Karten ausgestattet, die es je nach der Erfordernis gestattet, z. B. Offen-

Tuberkulöse oder Spezialfälle für Heilstätten, Ferienkolonien usw. in ganz kurzer Zeit herauszufinden. Zur schnellen Orientierung finden sich dort schon die wichtigsten Aufzeichnungen und außerdem das Aktenzeichen nebst Standort im Aktenregal, wo der ausführliche Fragebogen sofort zu fassen ist. Eine solche Kartei erleichtert nicht nur den Sprechstunden- und Fürsorgebetrieb, sondern sie fördert auch die Tuberkulosebekämpfung durch Ersparnis sonst nutzlos vertaner Zeit. Sehr zu empfehlen ist auch das VON HAYEKsche Dekadensystem, das auf der Tagung der Fürsorgeärzte in Halle demonstriert wurde. In der Münchener Fürsorgestelle habe ich es in praktischer Anwendung gesehen. Es gab innerhalb kurzer Zeit einen Einblick in die Gesamttätigkeit der Fürsorgestelle. Gleichzeitig war aber auch eine gute Übersicht über das Vorgehen gegen die Tuberkulose möglich. Ebenso großer Wert ist auch auf eine gute Führung der Fürsorgejournale zu legen, da in den (gutgeführten) Krankengeschichten der Fürsorgestellen ein Material niedergelegt wird, dessen wissenschaftliche und statistische Durcharbeitung von sehr großem Werte für die Entscheidung mancher Streitfragen sein könnte. Wird doch gerade in der Fürsorgestelle mancher Patient vom ersten Lebenstage an erfaßt, um u. U. bis zu seinem Lebensende in ihrer Obhut zu bleiben, gleichzeitig mit ihm aber auch häufig seine ganze Familie. Eine Beobachtungsmöglichkeit wird hier gegeben, wie sie sich wohl bei keiner anderen Stelle bietet. Die Fragen der Mortalität, vor allem aber der Morbidität an Tuberkulose könnten aus richtig geführten Fürsorgebogen ihre Erledigung finden, die Aufstellung von Sterbetafeln usw. Fird hierdurch möglich gemacht, wovon wir uns schon an dem reichhaltigen Material der Leipziger, Chemnitzer und Dresdener Fürsorgestellen überzeugen konnten. Im Laufe der letzten 3 bis 4 Jahre sind nämlich im Leipziger Institute mehrere recht eingehende und umfangreiche Dissertationen nach verschiedenen Richtungen angefertigt worden, die leider der hohen Druckkosten wegen nur in ganz kurzen Auszügen zum Abdruck kommen konnten. Auf den Wert sorgfältig geführter Fürsorgeakten ist ja schon früher häufiger, z. B. von BRÄUNING[1]), BESCHORNER[2]), HARMS[3]) u. a., auch bezüglich der

---

[1]) BRÄUNING: Die Bedeutung der Krankengeschichten der Fürsorgestellen für Praxis und Wissenschaft. Tuberkul.-Fürs.-Blatt 1916, Nr. 3. — Kritischere Berichterstattung über die Tuberkulosebekämpfung. Tuberkul.-Fürs.-Blatt 1918, Nr. 1, und Einführung einer zuverlässigen Statistik der Tuberkulosesterblichkeit im Interesse der Tuberkulosebekämpfung. Tuberkul.-Fürs.-Blatt 1921, Nr. 5/6.

[2]) BESCHORNER: Anregung zur Sammelforschung auf den Fürsorgestellen für Lungenkranke. Tuberkul.-Fürs.-Blatt 1921, Nr. 5/6.

[3]) HARMS: im „Beitrag zu einer zukünftigen, einheitlichen Entwicklung der Lungenfürsorgestellen auf Grund der Mannheimer Organisation". Tuberkul.-Fürs.-Blatt 1919, Nr. 10.

Bewertung therapeutischer Maßnahmen usw. hingewiesen worden, so daß es wohl keinem Zweifel unterliegt, daß die für derartige Schreibarbeit geopferte Zeit sicherlich nicht nutzlos vertan ist.

Weiter klagen dann auch die in einer derartig sonst gut ausgestatteten Fürsorgestelle tätigen Ärzte vielfach über Unstimmigkeiten mit der praktischen Ärzteschaft, von denen ihnen nur wenige Patienten zugeschickt werden. Sie sind häufig gezwungen, durch Verteilung von Lebensmitteln, Milch usw. Kranke oder Personen, die krank sein wollen, heranzulocken. Diese füllen zwar die Warteräume und Sprechstunden, bei ihnen wird aber keine Tuberkulose festgestellt. Sie nehmen vielmehr unnötig kostbare Zeit in Anspruch und belasten außerdem noch den Etat. Überhaupt sollte man mit der Gewährung von Unterstützungen im allgemeinen sparsamer sein und sich lieber in Übereinstimmung mit BRÄUNING[1]) nur dann dazu verstehen, wenn festgestellt ist, daß 1. die hygienischen und gesundheitlichen Verhältnisse der in Frage kommenden Fürsorglinge den notwendigsten Anforderungen nicht genügen und daß 2. der Verdienst der Familie hierfür nicht ausreicht.

Mit anfügen möchte ich Beobachtungen, die mich als Hygieniker auch in anderen sonst mustergültigen Fürsorgestellen sehr häufig gestört haben, nämlich die Enge der Warteräume, die hin und wieder vollgepfropft waren mit vielen zum Teil stark hustenden Fürsorglingen. Wenn auch die meisten unter ihnen recht gute Spuck- und Hustendisziplin hatten, so ist doch in diesen engen Räumen der Tröpfcheninfektion Tür und Tor geöffnet. Es ist dieses um so bedauerlicher, als unter den Besuchern häufig genug Gesunde anzutreffen sind, die hier der Infektionsgefahr ausgesetzt werden. Daß dieses übrigens nicht nur eine Beobachtung von mir ist, habe ich durch vielfache Äußerungen von Ärzten, ja auch von Laien bestätigt gefunden, unter denen mir gegenüber einer den Ausspruch tat, daß er sich hüten würde, eines seiner Kinder dorthin zu schicken, denn wenn es noch nicht tuberkulös wäre, dort könne es leicht dazu kommen. Also vor allem große, luftige, sonnige Wartezimmer mit Sitzgelegenheiten, die möglichst voneinander getrennt sind. Als mustergültig ist hier der Chemnitzer Warteraum, eine ehemalige große Glasveranda, anzuführen.

Da ich nun gerade bei der Infektionsmöglichkeit in der Fürsorgestelle selbst bin, so möchte ich noch auf eine Beobachtung hinweisen, die ich vielfach in den Aufnahmezimmern habe machen können. Die Besucher, vor allem aber die Neuaufnahmen, werden dort von den Schwestern oder Bureauangestellten nach ihren Personalien,

---

1) BRÄUNING: Tuberkul.-Fürs.-Blatt Jg. 1, H. 8.

Lebenslauf usw. gefragt, um das Fürsorgejournal anzulegen, in dem dabei der evtl. schon Schwerkranke mit bacillenhaltigen Hustentröpfchen neben oder gegenüber dem Ausfrager sitzt. Dieser ist nun, wenn nicht darauf geachtet wird, und das kommt leider oft vor, den Hustenstößen des Kranken ausgesetzt, so daß gelegentlich Infektionen des Fürsorgepersonals vorkommen müssen. Zur Abstellung dieser Übelstände möchte ich eine Einrichtung empfehlen, die Bräuning in der Stettiner Fürsorgestelle durchgeführt hat. Das ganze Aufnahmezimmer ist durch eine Kette so geteilt, daß in der einen Hälfte, die der Fürsorgling betritt, nur eine Sitzgelegenheit für diesen, eine Personenwage und ein Größenmaßstab und in der anderen, in ca. 1 Meter Entfernung von der Kette, der Schreibtisch nebst Sessel für den Ausfrager Aufstellung gefunden hat. Außerdem befinden sich die Durchgangstüren für sämtliche Sprech- und Bureauräume alle innerhalb des Zimmerteils, der durch die Kette von dem Patientenanteil getrennt ist. Auf diese Weise wird jeder zu nahe Verkehr mit der Infektionsquelle vermieden.

Im Gegensatz zu diesen großen geräuschvollen Betrieben habe ich nun auch solche angetroffen, in denen es trotz ganz vorzüglicher Einrichtung ganz ruhig herging und alles den Eindruck einer präzisen Zeiteinteilung und Ausnutzung machte. Die Patienten waren alle zu bestimmten Zeiten bestellt und kam es nie zu solchen unnützen Anhäufungen. Es handelte sich hier meist um Fürsorgestellen, die in besonders gutem Einvernehmen mit der Ärzteschaft und den sonst in Frage kommenden Faktoren arbeiteten. Sie haben durchwegs gute Arbeitsresultate aufzuweisen und Zahlen zu verzeichnen, die bezüglich der Auffindung, Befürsorgung, Wohnungssanierung und Verschickung der Tuberkulösen an erster Stelle marschieren. Man hat den Eindruck, hier wird Qualitäts- und nicht nur Quantitätsarbeit geleistet. Auch fehlt hier der große Beamtenapparat und wird alles größtenteils durch die Fürsorgeärzte und Schwestern selbst erledigt. Vorbedingung hierfür sind Schwestern und Ärzte, die ihre Tätigkeit fast ganz in den Dienst des Betriebes stellen, Erscheinungen natürlich, deren Verwirklichung nur selten durchführbar ist und auch fürderhin sein wird.

Außerdem gibt es Fürsorgestellen, die neben den eigentlichen Bureaus und Untersuchungsräumen noch über Einrichtungen, wie Walderholungsstätten, Liegehallen, Tageserholungsstätten, Kinderheime usw. verfügen, deren Belegung sie allein vorzunehmen haben. Das kann von großem Nutzen für ihre Tuberkulösen sein, wenn hier die richtige Auswahl getroffen und die nötige sachverständige Aufsicht geführt wird. Auch würden die in Deutschland von Halle aus zuerst eingeführten Schlafpavillons für gefährdete Kinder aus verseuchten Familien überall dort empfehlenswert sein, wo die nötigen Mittel und geeigneten Räume zur Verfügung stehen.

Eine Besonderheit einzelner Fürsorgestellen besteht in der Durchführung spezifischer Behandlungsmethoden. Für diese Zwecke stehen ihnen besondere Räume mit Bestrahlungsvorrichtungen von künstlicher Höhensonne, Quarzlampen, Finsenlicht usw. zur Verfügung. Solche Einrichtungen werden im Interesse einer intensiven Tuberkulosebekämpfung nur dort zu empfehlen sein, wo genügend sachverständiges Personal vorhanden ist und nicht das Interesse der übrigen Ärzteschaft gestört wird, sonst wird der Nutzen für die Allgemeinheit recht zweifelhaft sein. Wir kommen später auf die Behandlungsfrage zurück.

Andere Stellen verfügen über eigene Soolbäder, wie z. B. Apolda. Dort ist überhaupt die ganze Anlage an einem Berghang recht hübsch und des Besuches wert. Mit ihren getrennten Liegehallen für offene und geschlossene Tuberkulöse, Speisesälen, Sonnen-Luftbad und Höhensonnebestrahlungen erinnert sie geradezu an einen Sanatoriumsbetrieb.

Ganz anders als sonst ist die Einrichtung der Fürsorgestelle Frankfurt a. M., die ich deshalb kurz beschreiben möchte. Gemäß dem dortigen Arbeitsprogramm, das in Auskunftserteilung, in Belehrung und Aufklärung der Bevölkerung und in Fürsorge für Kranke und deren Angehörige neben Fortfall jeder ärztlichen Untersuchung oder Behandlung besteht, fehlt dort jegliches Gepräge einer Poliklinik oder eines Ambulatoriums. Neben einem großen luftigen Warteraume liegt ein durch Einbau von geräumigen Kojen in zehn Sprechzimmer umgewandelter Saal. Dort hält jede der zehn Schwestern für den ihr zugeteilten Stadtbezirk zu bestimmten Zeiten Sprechstunden ab und erledigt in ihrer von Wohnungsbesuchen freien Zeit den erforderlichen Schriftverkehr und die Führung der Fürsorgejournale, die auf der einen Seite des Saales in einer großen, sehr übersichtlichen Registratur untergebracht sind. Anschließend an diesen Saal befindet sich ein großes ärztliches Sprechzimmer, das außer Schreibtisch und anderen Möbeln nur noch eine Personenwage aufzuweisen hat. Ärztliches Instrumentarium fehlt so gut wie ganz. Dieses Zimmer dient vor allem zu Besprechungen der Ärzte mit den Schwestern, da der Leiter (OXENIUS) die ständige Fühlungnahme zwischen Fürsorgearzt und Fürsorgeschwester für unumgänglich nötig hält. Jeder Hausbesuch, jede Beratung in der Sprechstunde wird am selben Tage bezüglich der evtl. einzuleitenden Fürsorgemaßnahmen gemeinschaftlich besprochen und in die Akten eingetragen. Daneben liegt ein großer Vortragssaal und ein kleines Bureau für den Sekretär, der hier den geschäftlichen Teil der Fürsorgearbeit zur Abwicklung bringt. Außerdem hat die Fürsorgestelle in dem Dachgeschoß des Hauses noch einen geräumigen Vorratsraum, der mit Bettgestellen, Matratzen, Kissen, Bettwäsche usw. dicht angefüllt ist und von wo aus jährlich viele bedürftige Tuberkulöse und ihre Angehörigen versorgt werden. Es ist also bei dieser Einrichtung der sozialhygienische Teil der Fürsorge durchaus in den Vordergrund gerückt. Das wird sich wohl nur dort empfehlen, wo, wie in Frankfurt, ein sehr gutes Zusammenarbeiten mit der Ärzteschaft und den Krankenhäusern usw. vorhanden ist. Es ist aber auch noch erforderlich, daß nur derjenige in Fürsorge genommen wird, der einen ärztlichen Überweisungsschein mitbringt, aus dem einwandfrei hervorgeht, daß es sich um Tuberkulose handelt; denn sonst kann es leicht zu einer Ausbeutung der Fürsorgestelle durch Nichttuberkulöse kommen. Weiter ist in manchen Krankheitsfällen, deren Beurteilung von Faktoren abhängt, um die sich der praktische Arzt wegen Zeitmangels nicht kümmern kann, eine vertrauensärztliche Untersuchung notwendig, die freilich in Frankfurt durch Universitätskliniken und Polikliniken erledigt wird. Der ganze Betrieb ist in Frankfurt gut eingespielt und einwandfrei; ob er sich für andere Städte eignet, ist mehr als zweifelhaft, da über die Interesselosigkeit der Ärzteschaft und auch der Krankenhäuser vielfach berechtigte Klage geführt wird. Man wird deshalb meist auf die ärztliche Untersuchung als Grundlage für jegliche fürsorgerische Maßnahmen nicht verzichten können und auch nicht auf jeden Patienten, der ohne mitgeteilten ärztlichen Befund die Fürsorgestelle aufsucht.

5. Arbeitsmethoden.

a) Aufnahme- und Untersuchungswesen.

Das bringt mich auf eine weitere bisher nicht entschiedene Streitfrage, wer nämlich die Fürsorgestelle besuchen soll, wer dort untersucht und befürsorgt resp. beraten werden soll? Die Ansichten sind hier sehr geteilt, da

1. manche Fürsorgestellen alle aufnehmen, auch diejenigen, die sich selbst melden und glauben, tuberkulös zu sein. Alle werden untersucht, beraten und diejenigen befürsorgt, die nach Ansicht der Fürsorgeärzte dessen bedürfen.

2. Andere Fürsorgestellen gehen entsprechend den Pütterschen Leitsätzen vor, indem sie alle die Fälle untersuchen und befürsorgen, die nicht in ärztlicher Behandlung stehen. Von den in Behandlung stehenden werden die mit ärztlichem Überweisungsschein sofort aufgenommen und untersucht, während die anderen zunächst ihrem behandelnden Arzt zugeschickt und nur dann von dem Fürsorgearzt untersucht werden, wenn das ärztliche Einverständnis für die Untersuchung und Aufnahme gegeben ist. Bei Weigerung des Arztes wird neben der Untersuchung auch die Beratung abgelehnt.

3. Einige Fürsorgestellen nehmen alle Kranken auf, welche ihnen von Ärzten und Behörden zugeschickt werden, auch wenn sie nicht

tuberkulös sind, ebenso die Haushaltungsangehörigen der offenen Tuberkulösen ohne ärztliche Überweisung, sobald sie sich nicht in ärztlicher Behandlung befinden. Selbstmeldungen schicken diese Fürsorgestellen mit Überweisungsschein zum Arzt und überlassen ihm die Entscheidung, ob eine Meldung nötig ist.

4. Wieder andere Fürsorgestellen, wie z. B. Mannheim, lehnen jede ärztliche Untersuchung und Aufnahme bei Patienten ohne Überweisungsschein ab, diese können höchstens beraten werden. Alle übrigen mit Überweisungsschein werden zunächst untersucht und im Bedarfsfalle befürsorgt.

5. Endlich gibt es noch vereinzelte Fürsorgestellen, die, wie z. B. in Frankfurt a. M., allen Rat und Auskunft erteilen, die sich über die die Tuberkulose betreffenden Fragen informieren wollen. Aufgenommen und befürsorgt werden aber nur diejenigen, die die Ärzte als sicher tuberkulös überweisen. Patientenuntersuchung selbst wird nicht vorgenommen.

Die erste Kategorie hat hauptsächlich in großen und größeren Städten Verbreitung gefunden. Man hat dabei aber nicht daran gedacht, daß durch ein derartiges Vorgehen, wie zahlreiche Beispiele gezeigt haben, die Ärzteschaft in ihrer wirtschaftlichen Lage und ihrem beruflichen Ansehen geschädigt wurde. Sie sah in der Fürsorgestelle ein Konkurrenzunternehmen, dem sie die Mitarbeit versagen mußte. Da aber auf die Mitarbeit der Ärzteschaft, wie allenthalben betont wird, alles ankommt, so ist dieses System der Sucht, alles aufzunehmen und zu untersuchen, abzulehnen. Es ist nämlich falsch, wie BESCHORNER[1]) sehr richtig hervorhebt, wenn in den Fürsorgestellen nur Wert darauf gelegt wird, eine möglichst große Anzahl Kranker zu untersuchen, um einige Lungenkranke herauszufinden. Der Aufwand an Zeit und Mühe wird da niemals im richtigen Verhältnis zum Erfolge stehen, es wird vielmehr die Kraft des Personals verschwendet und eine Menge Menschen angelockt, die der Fürsorge nur zur Last fallen und an die schließlich doch unnötige Mittel verschwendet werden.

Diese Gesichtspunkte werden in jeder der vier anderen Kategorien mehr berücksichtigt, besonders aber von der vierten und fünften, die ohne ärztliche Überweisung jede Aufnahme in Fürsorge ablehnen. Am weitesten gehen hier die Fürsorgestellen der fünften Kategorie, die auch noch ihre ganze fürsorgerische Tätigkeit unter Ablehnung jeder weiteren Untersuchung in der Fürsorgestelle allein auf den mitgeteilten ärztlichen Befund aufbauen. Das wird aber nur in Städten mit guten und ausreichenden Spezialärzten, Kliniken usw. durchführbar sein, muß aber

---

[1]) BESCHORNER: Grundzüge und Vorschläge zur Durchführung einer einheitlichen Fürsorgetätigkeit auf den Auskunfts- und Fürsorgestellen für Lungenkranke des Freien Ausschusses zur Bekämpfung der Schwindsucht in Dresden. Nach 10jährigen Erfahrungen entworfen und zusammengestellt.

aus den bei der Beschreibung der Fürsorgestelle Frankfurt dargelegten
Gründen für die meisten anderen Städte abgelehnt werden zumal man
bei diesen ebenso wie bei dem vierten von HARMS vertretenen System auch
auf alle die Kranken verzichten müßte, die aus eigenem Antrieb mit oder
ohne Wissen des behandelnden Arztes die Fürsorgestelle aufsuchen.

Wenn man sich diesen gegenüber in der von PÜTTER empfohlenen
und in der unter 3. angegebenen Weise verhält, so wird man die Ärzteschaft nicht benachteiligen und auch nicht auf alle die vielen Selbstmeldungen zu verzichten brauchen, ohne die manche Fürsorgestelle
fast zur Untätigkeit verdammt wäre. Auf diese Selbstmeldung wird
man natürlich dort verzichten können, wo die Zusammenarbeit mit der
Ärzteschaft, Behörden, Schulen, Landesversicherungsanstalten, Krankenhäusern, Krankenkassen, Heilstätten usw. tadellos funktioniert,
wie z. B. in Stettin, Mannheim, Frankfurt usw. Da dieses vorläufig
nur an wenigen Orten der Fall ist, wird im allgemeinen die Beibehaltung
der von PÜTTER angeratenen oder die 3. angegebene Arbeitsweise vor-
zuziehen sein. Auch ist die in der vierten Kategorie geübte Beratung
ohne fürsorgeärztliche Untersuchung aus den von KAYSERLING[1]) dargelegten Gründen nicht sehr empfehlenswert.

b) Behandlung in den Fürsorgestellen.

Eine ebenso heiß umstrittene Frage ist die der Behandlung. Daß
mit ihrer glatten Ablehnung im Gegensatz zu der Annahme GUM-
PRECHTS[2]) bereits vielfach gebrochen ist, beweist die Zusammenstellung
HESSES[3]) vom D.Z.K. für 1920. Danach nehmen von 838 Fürsorgestellen 120 Tuberkulin-, 180 Licht- und 6 Pneumothoraxbehandlung
vor. Viele andere, wohl die meisten, treiben Ernährungstherapie, viele
auch Hydrotherapie, eine ganze Reihe verleihen Liegestühle und zeigen
den Kranken, wie sie zu Hause Liegekur machen können, einige geben
sogar Medikamente. Bereits im Jahre 1917 hatte HELM[4]) mitgeteilt,
daß der bisherige Grundsatz der Ablehnung verlassen ist.

Gefordert wird die Behandlung vor allem von denen, die gebieterisch
eine größere Aktivität der Fürsorgestelle fordern, die in erster Linie
auf die Übernahme der Behandlung hinausläuft. Gefordert wird sie
u. a. von FRÄNKEL-Badenweiler[5]), PETRUSCHKY[6]), KRAUS[7]) und be-

---

[1]) KAYSERLING: Tuberkul.-Fürs.-Blatt 1919, Nr. 10.
[2]) GUMPRECHT: Handbuch der Hygiene von WEYL, 2. Aufl., Bd. VIII, Abt. 3.
Tuberkulose. 1921.
[3]) HESSE: Geschäftsbericht des D.Z.K. 1922.
[4]) HELM: Vortrag über Zweck und Einrichtung der Fürsorgestellen für Lungenkranke. 1917.
[5]) FRÄNKEL-Badenweiler: Tuberkul.-Fürs.-Blatt 1917, Nr. 12.
[6]) PETRUSCHKY: Tuberkul.-Fürs.-Blatt 1918, Nr. 9.
[7]) KRAUS: Zeitschr. f. Tuberkul. Bd. 29, H. 2.

sonders von Neufeld[1]), der mit dem Bekenntnis nicht zurückhält, „daß ihm eine Fürsorge, deren wesentlichster Teil in Laienhänden liegt, immer nur als ein Notbehelf und daß ihm die grundsätzliche Trennung von Fürsorge und ärztlicher Behandlung im Grunde unnatürlich erscheint". Für die prophylaktische Behandlung der Kinder in der Fürsorgestelle tritt dann besonders Jännicke[2]) ein, ebenso Kruse[3]). Auch Blümel-Halle[4]) hat schon seit Jahren eine spezifische Nachbehandlung der Tuberkulösen bei den Kranken, die aus öffentlichen Kosten Heilstättenkuren durchgemacht hatten, durchgeführt, um nach Möglichkeit bei ihnen einen Kurerfolg zu erhalten.

Aus dem Gesagten geht also hervor, daß bezüglich der Gewährung der Behandlung folgende Standpunkte vertreten werden:

1. Jede Behandlung wird rundweg abgelehnt.

2. Prophylaktische Tuberkulinkuren oder Friedmannsche Schutzimpfungen (nicht Heilimpfungen) werden vom Fürsorgeamt in der Fürsorgestelle durchgeführt, sonst aber jede andere Art abgelehnt.

3. Tuberkulinkuren und sonstige Versorgung der unbemittelten Kranken, die aus Heilstättenkuren entlassen sind, werden von der Fürsorgestelle selbst vorgenommen.

4. In den Fürsorgestellen wird neben prophylaktischer und Heilbehandlung Tuberkulin- und Hydrotherapie, Strahlenbehandlung, Durchführung von Liegekuren, Verabreichung von Medikamenten getrieben und in einigen auch Pneumothoraxanlegung und Fortführung übernommen.

Die Vertreter der Kategorien 2—4 führen vor allen Dingen die Berechtigung der Behandlung durch die Fürsorgestellen darauf zurück, daß nur in den wenigsten Fällen Armen- und Kassenärzte, ja oft nicht mal die Privatärzte die Zeit haben, eine spezifische Therapie und die anderen angeführten Behandlungsmethoden bei ihren Tuberkulösen mit der nötigen Sorgfalt und der meist erforderlichen langen Behandlungsdauer, die sich unter Umständen in Etappen über Jahre hinaus erstrecken muß, durchzuführen. Auch Polikliniken und Tuberkulosepolikliniken, die hierfür hauptsächlich in Frage kommen könnten, sind nicht in genügender Anzahl vorhanden, und außerdem wird auch das Nebeneinanderarbeiten von zwei Instituten für dieselbe Krankheit als keine ideale Lösung betrachtet. Bei völligem Verzicht auf jede Behandlung durch die Fürsorgestellen muß ihres Erachtens eine Lücke in der Tuberkulosebekämpfung entstehen, was unbedingt zu verhindern sei.

---

[1]) Neufeld: Zeitschr. f. Tuberkul. Bd. 29, H. 2.
[2]) Jännicke: Zeitschr. f. Tuberkul. Bd. 33, H. 5.
[3]) Kruse: Zeitschr. f. Tuberkul. Bd. 34, H. 5.
[4]) Blümel: Tuberkul.-Fürs.-Blatt 1920, Nr. 1.

Dagegen ausgesprochen haben sich von jeher PÜTTER und mit ihm vor allem in neuester Zeit OXENIUS[1]), HARMS[2]), LIEBE[3]), ALTSTÄDT[3]) und viele andere, die eine Hauptgefahr für die gedeihliche Entwicklung der Fürsorgestellen in der Forderung nach ärztlicher Behandlung erblicken. Sie befürchten, daß die praktischen Ärzte dann in der Fürsorgestelle noch mehr als bisher ein Konkurrenzunternehmen erblicken und ihr jetzt im Schwinden begriffenes Mißtrauen erneut einsetzt, daß also auf ihre segensreiche Mitarbeit dann wieder verzichtet werden muß. Weiter weisen sie mit Recht auf die dadurch entstehende Neubelastung des jetzt schon unzulänglichen Personals und des Finanzetats durch die Umstellung zur ambulanten Behandlungsstation hin, die alle Einrichtungen für alle Spezialgebiete aufweisen müßten. Zu bedenken ist weiter, daß jetzt schon viele Fürsorgestellen ohne Gewährung von Behandlung mit Unterbilanz arbeiten und nicht wissen, woher sie die nötigen Mittel nehmen sollen. Es würde darunter die eigentliche Fürsorgearbeit noch mehr leiden, als sie es an manchen Orten jetzt schon tut.

Für die Durchführung der Tuberkulinbehandlung in den Fürsorgestellen spricht ja vieles besonders auf dem Lande und in den Städten, wo praktische Ärzte fehlen oder aber damit einverstanden sind. Es ist aber doch zu erwägen, ob es nicht auch dort ratsamer wäre, die Behandlung bedürftiger Tuberkulöser an Zentralstellen im Sinne BENINDES, an Polikliniken oder an öffentliche Behandlungsstätten für Tuberkulöse zu verweisen, die mit der Fürsorgestelle Hand in Hand arbeiten oder ihr angegliedert sein müßten. In solchen Städten könnten dann auch andere Behandlungsmethoden wie Bestrahlungen mit Höhensonne, Quarzlampen usw. Berücksichtigung finden, je nachdem die behandelnden Ärzte hiervon Ersprießliches für ihre Patienten erhoffen.

Einen weiteren sehr zu berücksichtigenden Vorschlag macht neuerdings ALTSTÄDT[5]) aus Lübeck, wo in der Fürsorgestelle auf jede Behandlung verzichtet wird, dagegen behandeln aber auf Anregung der Fürsorgestelle neben vielen Spezialisten 77% der praktischen Ärzte ihre Tuberkulösen ambulant mit spezifischen Methoden und scheinbar mit gutem Erfolge, wie die bisherigen mehrjährigen Erfahrungen zeigen. Auf diese Weise geschieht mehr für die Behandlung der Tuberkulösen, ohne daß die Fürsorgestelle unnötig belastet wird. Im Gegenteil zieht sie nur Nutzen daraus, wie es das wachsende Zutrauen der Ärzteschaft in Gestalt von Überweisungen und gedeihlicher Mitarbeit beweist.

---

[1]) OXENIUS: Tuberkul.-Fürs.-Blatt 1917, Nr. 2.
[2]) HARMS: Tuberkul.-Fürs.-Blatt 1919, Nr. 6.
[3]) LIEBE: Tuberkul.-Fürs.-Blatt 1919, Nr. 2.
[4]) ALTSTÄDT: Tuberkul.-Fürs.-Blatt 1920, Nr. 7.
[5]) ALTSTÄDT: Die Umstellung der Angriffsfront gegen die Tuberkulose. Tuberkul.-Fürs.-Blatt 1920, Nr. 7 u. 1922, Nr. 4.

Ebenso wie OXENIUS bin ich durchaus der Ansicht, daß die prophylaktische Behandlung an sich Aufgabe der Fürsorgestelle wäre, wenn wir ein sicheres und für die breite Masse anwendbares Mittel besäßen. Da dieses aber bisher noch aussteht, so scheint es hier höchstens angezeigt, daß einzelne Fürsorgestellen, die nach den örtlichen Verhältnissen dazu in der Lage sind, dahingehende umfangreiche Versuche unternehmen, um hier Aufklärung zu schaffen. Im allgemeinen scheint es mir aber jetzt, wo besonders viele Ärzte in hartem wirtschaftlichen Kampfe stehen und Eingriffe in die Behandlung der Tuberkulösen nur ungern sehen würden, noch nicht angezeigt, von dem alten Grundsatz PÜTTERS, ,,keine Behandlung in den Fürsorgestellen'', abzugehen. Schließlich ist ja auch noch zu bedenken, daß, wenn die Spezialbehandlung aller Tuberkulösen, wie viele Fürsorgeärzte es erstreben, durch die Fürsorgestelle erfolgte, es ja mal zu einem Zeitpunkte kommen müßte, wo den praktischen Ärzten nur noch einige wenige Tuberkulosefälle zu behandeln blieben. Das würde aber nicht allein die Unkenntnis der Ärzte der Tuberkulose gegenüber befördern, die doch nach Ansicht führender Fürsorgeärzte unbedingt vermieden werden soll, sondern es würde auch ein für die Allgemeinheit nicht wieder gutzumachender Schaden daraus resultieren. Das gerade Gegenteil muß erstrebt werden, die Ergebnisse der Tuberkuloseforschung und -behandlung müssen im Interesse der Tuberkulosebekämpfung möglichst Allgemeingut der gesamten Ärzteschaft werden.

6. Entlastung der Fürsorgearbeit.

Daß übrigens die meisten Fürsorgestellen nicht noch mehr Lasten, wie sie die Übernahme der Behandlung bedeuten würde, auf sich nehmen können, beweisen die in den letzten Jahren häufiger gemachten Vorschläge, die eine Entlastung der Fürsorgearbeit erstreben. Es erhebt sich daher die Frage, gibt es überhaupt für die Fürsorgestellen Aufgaben, deren Erledigung hinter andere wichtigere zurückgestellt werden darf, ohne daß dadurch eine fühlbare Lücke in der Tuberkulosebekämpfung, wie sie durch die Fürsorgestellen erfolgen soll, gerissen wird? Veranlassung gegeben zur Erörterung dieser Frage hat ein von BRÄUNING[1]) verfaßter Aufsatz: ,,Sind Änderungen in der Arbeitsweise der Fürsorgestellen für Lungenkranke erwünscht?''

In dieser Arbeit weist er mit Recht darauf hin, daß sich in gut arbeitenden Fürsorgestellen die Anforderungen zu rasch vermehren. Da die wenigsten Stellen ihre Arbeitskräfte und Geldmittel entsprechend vergrößern können, so wird es viele geben, die ihre Aufgabe nicht voll und ganz zu erfüllen in der Lage sind. Sie werden daher gezwungen,

---

[1]) BRÄUNING: Tuberkul.-Fürs.-Blatt 1915, Nr. 5 (und außerdem Nr. 7 u. 10).

einen Teil aufzuschieben oder unerledigt zu lassen. Und da fragt es sich nun, ob es unter den Obliegenheiten der Fürsorgestellen solche gibt, die wegen ihrer Wichtigkeit im Kampfe gegen die Tuberkulose als Volkskrankheit eher zur Erledigung zu bringen sind als andere weniger wichtigere, die vielleicht nur für den einzelnen Kranken Bedeutung haben. Die wichtigsten zunächst zu erledigenden Arbeiten sind aber seines Erachtens die, welche 1. der Bekämpfung der Tuberkulose als Volkskrankheit zugute kommen und welche 2. von keinem anderen Institut oder sonstigen Organisationen erledigt werden können. Von diesem Standpunkte aus betrachtet BRÄUNING die verschiedenen Aufgaben der Fürsorgestellen, bei denen sich zwei Gruppen unterscheiden lassen, einmal die mehr hygienischen, die die ambulante oder stationäre Isolierung der Offen-Tuberkulösen inkl. Überwachung ihrer Angehörigen und Häuslichkeit zu erledigen haben, und dann die mehr klinischen, die sich mit der frühzeitigen Erkennung der Erkrankung, Veranlassung der Behandlung und Gesundheitskontrolle bei den Geschlossen-Tuberkulösen und Tuberkulose-Verdächtigen beschäftigen. Er kommt dabei zu dem Schlußergebnis, daß er den mehr hygienischen Aufgabenkreis, also die Auffindung aller Fälle von offener Tuberkulose und ihre Sanierung für die erste und wichtigste Pflicht jeder Fürsorgestelle hält, die in keinem Falle versäumt werden darf. Er hält es für falsch, evtl. im Interesse einer guten Statistik mit großen Besuchsziffern möglichst viel Fälle von geschlossener Tuberkulose und Verdächtigen in Fürsorge zu nehmen, ehe nicht die Offen-Tuberkulösen einigermaßen erledigt sind.

Von den Geschlossen-Tuberkulösen und Verdächtigen müßten Kassen- und Armenärzte die ihnen zukommenden Kranken untersuchen und zur Fürsorge überweisen, nur Unbemittelte und Nichtversicherte würden dann zur Untersuchung übrigbleiben. Weiter müßten die Neuzugänge zunächst dem Haus- oder Kassenarzt zugeschickt und nur dann in Fürsorge genommen werden, wenn diese es für nötig halten. Ebenso könnten diese die Fürsorgestellen auch bei der fortlaufenden Gesundheitskontrolle unterstützen. Auch müßten die Kassen ihre Kranken sog. Tuberkulosestationen überweisen, wodurch die Fürsorgestelle wesentlich entlastet würde. Außerdem seien bei Geschlossen-Tuberkulösen nur Belehrungen vorzunehmen, es sei von ihnen auch nicht der Gebrauch von Taschenspuckflaschen, ein eigenes Schlafzimmer oder die gesonderte Behandlung ihrer beschmutzen Wäsche zu verlangen; Gestellung von Betten oder Schwesternbesuche kämen nur ausnahmsweise in Frage. Eine gründliche hygienische und finanzielle Sanierung könne aus Mangel an Geld und Arbeitskräften auch nicht in Frage kommen. Diese Unterlassungen hält er auch für unbedenklich, da nach seinen Erfahrungen nur eine relativ kleine Zahl dieser Geschlossen-

Tuberkulösen in den nächsten Jahren in ein infektiöses Stadium kommen, die dann noch meist rechtzeitig zur Kenntnis gelangten. Auf diese Weise glaubt er die Arbeit der Ärzte und Schwestern leichter und erfreulicher gestalten zu können neben zweckmäßiger Verteilung der Arbeitskräfte und der Geldmittel.

Dieser Artikel hat zu einer regen Diskussion Anlaß gegeben, die, wie KAYSERLING[1]) abschließend feststellte, nicht nur keinen Zweifel über die Notwendigkeit systematischer Familienuntersuchungen ließ, sondern auch die Untersuchung und fortlaufende Beobachtung der Geschlossen-Tuberkulösen und Verdächtigen neben der der Offen-Tuberkulösen als erforderlich zu erkennen gab. Neue Vorschläge zur Abstellung der Überlastung und zur Beschaffung der nötigen Mittel wurden aber von keiner Seite gemacht, vielmehr sollte alles beim alten bleiben.

Trotzdem arbeitet nach diesen Gesichtspunkten unter BRÄUNINGS Leitung die Stettiner Fürsorgestelle mit bekanntlich recht guten Ergebnissen und auch schon viele andere insofern nämlich, als sie die Selbstmeldungen einfach ablehnen und nur vom Arzte überwiesene Patienten aufnehmen und befürsorgen, wodurch die Arbeitszeit lediglich auf wirklich Bedürftige, nicht aber auf solche unsichere Kandidaten verwandt wird, die nur hinter dem Rücken ihres Arztes einmal gründlich untersucht oder mit Lebensmitteln resp. mit Lebensmittelattesten versorgt werden wollen. Eine so scharfe Trennung der Befürsorgung der Offen-Tuberkulösen von der der Geschlossenen wird aber wohl nur höchst selten durchgeführt, wenn auch die Fürsorglinge mit positivem Bacillenbefund in fast allen Fürsorgestellen eine besondere Berücksichtigung finden. Und das ist auch ganz gut vom Standpunkt des Hygienikers aus, denn für die Seuchenbekämpfung kann, wie eingangs schon erwähnt, nicht jeder sog. geschlossene Tuberkulosefall immer als nicht infektiös angesehen werden, sondern jeder wirkliche Lungentuberkulosefall ist schon infektiös oder kann es früher oder später werden. Nur Grad und Zeitdauer der Infektiosität sind Schwankungen unterworfen. Dieses aber bei den Geschlossen-Tuberkulösen im voraus bestimmen zu wollen, dürfte doch wohl, worauf HARMS[2]) mit Recht hinweist, zu den Unmöglichkeiten selbst einer gut arbeitenden Fürsorgestelle gehören. Hier reicht die bakteriologische Untersuchung allein nicht aus, sondern die klinische und röntgenologische Begutachtung muß mit zu Rate gezogen werden. Um hier Fehlschläge zu vermeiden, scheint es eher angezeigt, die Fürsorgestelle auf andere Weise zu entlasten, indem man nämlich, wie z. B. in Gelsenkirchen, neben der Hauptfürsorgestelle noch einige kleinere Sprechstunden-

---

[1]) KAYSERLING: Tuberkul.-Fürs.-Blatt 1915, Nr. 10.
[2]) HARMS: Bericht der städt. Lungenfürsorgestelle und des Lungenspitals Mannheim über die Tätigkeit für den Zeitraum vom 1. IV. 1920 bis 31. III. 1921.

stationen in einzelnen zusammengefaßten Stadtbezirken einrichtet. Dort haben ehrenamtlich oder nebenamtlich tätige praktische Ärzte unter Assistenz der zu den Bezirken gehörigen Fürsorgeschwestern bei den zur Aufnahme kommenden oder überwiesenen Patienten den Krankheitsbefund und die evtl. Fürsorgebedürftigkeit usw. festzustellen. Die Befürsorgung erfolgt sodann durch die Zentralstelle. Auf diese Weise wird also unter Zuhilfenahme der praktischen Ärzte eine möglichst große Patientenzahl erledigt, ihre evtl. Fürsorgebedürftigkeit einwandfrei festgestellt und so die Hauptfürsorgestelle als Zentralstätte aller dieser zeitraubenden Vorarbeiten entlastet, so daß sie sich ganz ihrer Hauptaufgabe, der Aufsuchung und Einschränkung der Seuchenherde, hingeben kann. Diese Einrichtung bringt also, um mich an Bräunings Gruppeneinteilung zu halten, eine Dezentralisation der klinischen und eine Zentralisation der hygienischen Maßnahmen.

Sie wird sich dort leicht einführen lassen, wo, wie in Gelsenkirchen, die Kommunen die Träger sind und in städtischen Gebäuden die nötigen Räumlichkeiten für die Sprechstundenstationen zur Verfügung stehen. Eine größere Schwesternzahl ist nicht erforderlich, da den Stationen zur Erledigung ihrer Tätigkeit die in den zugehörigen Bezirken sowieso schon tätigen Lungenfürsorgeschwestern zur Verfügung stehen. Auch wo Vereine als Träger in Frage kommen, braucht die Einführung sicherlich nicht an der Kostenfrage zu scheitern, denn in Ländern, wo, wie z. B. in Sachsen, durch eine gesetzliche Regelung die ganze Wohlfahrtstätigkeit zur Aufgabe der Gemeinden gemacht wird, sind die Kosten und die Frage der Räumlichkeitsbeschaffung sicherlich ohne große Schwierigkeit gemeinsam mit den Gemeinden und den sonst in Frage kommenden Faktoren zu regeln. Auch sonst dürfte dies wohl von Vereinen in Gemeinschaft mit den Kommunen usw. zu erreichen sein, wie es das Beispiel in Mannheim zeigt, wo der Träger der Fürsorgestelle nebst Filialen ein Verein ist, die Finanzierung, vor allem aber die Bereitstellung der Personalausgaben durch die Kommune erfolgt. Außerdem verspreche ich mir von dieser Einteilung in kleinere Bezirke wegen ihrer leichteren Übersichtlichkeit viel mehr sowohl für die Auffindung wie für die Überwachung und Befürsorgung der Tuberkulösen, zumal ich mich nach statistischen Erhebungen und Vergleichen nicht des Eindrucks erwehren kann, je kleiner der Bezirk, um so besser die Ergebnisse.

Weiter dürfte es zur Verminderung der Arbeit in überlasteten Fürsorgestellen angezeigt erscheinen, das mancherorts noch übliche fortgesetzte Nachuntersuchen der vorgeschrittenen offenen Tuberkulösen wesentlich einzuschränken, worauf Blümel[1]) mit Recht hinweist und

---

[1]) Blümel: Die Entlastung der Fürsorgestellen von der Krankenbehandlung. Tuberkul.-Fürs.-Blatt 1920, Nr. 1.

was auch bereits in vielen Fürsorgestellen, wie z. B. in Leipzig geschieht. Auch nach Ansicht M. WAGNERS[1])-Leipzig sind weitere ärztliche Untersuchungen in viel höherem Maße, als es jetzt schon geschieht, zu sparen, wenn einmal eine sichere tuberkulöse Erkrankung festgestellt und gar Bacillennachweis erbracht ist. Denn ob die Erkrankung der Lungen etwas weniger oder mehr ausgebreitet ist, ist für die Maßnahmen seitens der Fürsorgestelle vollkommen gleichgültig, wenn die Feststellung der vorhandenen infektiösen Tuberkulose gemacht ist.

Auf Grund dieser Erwägungen ist die anfangs dieses Abschnittes aufgerollte Frage, ob es für die Fürsorgestellen überhaupt Aufgaben gibt, deren Erledigung hinter andere wichtigere zurückgestellt werden darf, ohne eine fühlbare Lücke in die Tuberkulosebekämpfung zu reißen, dahin zu beantworten, daß die infektionsfähigen Tuberkulösen im Interesse der Seuchenbekämpfung zwar einer größeren Beachtung von seiten der Fürsorgestelle bedürfen, die übrigen Fälle aber trotzdem ihre Berücksichtigung finden müssen. Dieses wird unter Anlehnung an das alte PÜTTERsche Programm wohl erreichbar sein, wenn das Überweisungssystem durch die in Frage kommende Ärzteschaft, die Schaffung besonderer Sprechstundenstationen oder Filialen und die Einschränkung der Wiederholungsuntersuchungen bei den als sicher infektiös erkannten Tuberkulosefällen durchgeführt wird.

Eine Systemänderung ist deshalb nicht erforderlich.

7. Weiterer Ausbau der Fürsorgestellen und entsprechende gesetzliche Maßnahmen.

Während hier auf der einen Seite zur Zeit- und Arbeitsersparnis von manchen eine Einschränkung der Fürsorgetätigkeit gefordert wird, verlangt man auf der anderen Seite wieder einen weiteren Ausbau derselben. Man geht dabei von dem äußerst richtigen Standpunkt aus, daß die Auskunfts- und Fürsorgestelle für Lungenkranke die Zentrale der gesamten Tuberkulosebekämpfung sein soll und werden muß. Aus diesem Grunde verlangen die Vertreter dieses Gedankens zunächst einmal, daß die Fürsorgestelle die Zentraluntersuchungsstation ist, wo alle die Personen untersucht werden sollen, die in Ausführung ihres Berufs evtl. zu einer Verbreitung der Tuberkulose Veranlassung geben können.

Genannt werden hier an erster Stelle Personen, die als Ammen und Kindermädchen Stellung annehmen. Sie sollen auf das Vorhandensein von Tuberkulose in der Fürsorgestelle untersucht und evtl. überwacht werden, da aus dem engen Zusammensein der Kinder mit diesen leicht eine Infektion der ersteren stattfinden kann. Das gleiche wird auch

---

[1]) WAGNER: Denkschrift der Auskunfts- und Fürsorgestelle Leipzig 1919.

verlangt bei den Dienstmädchen bei ihrem Dienstantritt in Familien mit Kindern, da die Zahl der tuberkulösen Dienstmädchen viel größer sein soll, als im allgemeinen angenommen wird. Eine ebensolche Untersuchung wird erstrebt bei den Personen, die sich in Krippen, Kinderbewahranstalten, Kinderheimen und Kinderhorten als Pflegerinnen, Schwestern, Hausmädchen usw. betätigen wollen. Eine Ausschaltung von tuberkulösen Angestellten in solcher Tätigkeit ist durchaus berechtigt.

Da auch bei Lehrern und Schuldienern eine tuberkulöse Erkrankung nicht zu den Seltenheiten gehört, sollen auch diese der Untersuchung und Überwachung der Fürsorgestelle zugängig gemacht werden. Überhaupt sollten, wie ULRICI[1]) es für das einzig richtige hält, alle in der Kinderpflege und in der Schule tätigen Personen alljährlich Gesundheitsatteste der Fürsorgestelle beibringen.

Ebenso müßte auch, wenn Kinder bei einer Familie in Pflege gegeben werden sollen, jedesmal vom Ziehkinderamt eine kurze Anfrage an die Fürsorgestellen gerichtet werden, ob dieselbe dort als tuberkuloseverseucht und ansteckungsgefährlich bekannt ist. Evtl. hätte die Fürsorgestelle eine dahingehende Erkundigung und Feststellung in die Wege zu leiten. Auch müßten die Kinder nach schon erfolgter Inziehegabe wieder herausgenommen werden können, wenn nachträglich Tuberkulose in einer solchen Familie festgestellt wird.

Das gleiche wird auch erwartet bei Schlafstellennehmern und -inhabern, da sonst zu leicht in Anbetracht der dort meist herrschenden Enge der Wohnung die Tuberkulose in eine Familie hineingetragen werden oder in einer schon verseuchten Familie eine Infektion des Schlafstellennehmers erfolgen könnte.

Weiter sollen alle diejenigen, die im Lebensmittelgewerbe und Geschäften tätig sind, der Gesundheitskontrolle der Fürsorgestelle unterstellt werden, um möglichst zu verhüten, daß Personen mit ansteckungsfähiger Tuberkulose vor allem in Milch-, Butter-, Käse-, anderen Lebensmitteln-, Kolonialwaren- und Konfitürengeschäften usw. beschäftigt sind. Ebenso soll auch von dieser Stelle aus kontrolliert werden, ob die Arbeiter in Konfitürenfabriken oder als Bäcker oder Fleischer mit Tuberkulose behaftet sind, damit sie für die Verbreitung unschädlich gemacht werden.

Schließlich verlangt man auch eine Zusammenfassung der begutachtenden Tätigkeit in den Lungenfürsorgestellen, wodurch die richtige Verteilung der in Frage kommenden Lungenkranken auf Heilstätten, Krankenhäuser, Tuberkulosekrankenhäuser, Tuberkuloseheime usw. außerordentlich erleichtert würde. Dieser Vorschlag ist durchaus richtig und begrüßenswert, denn jetzt ist es doch, von einigen Ausnahmen ab-

---

[1]) ULRICI: Verhandlungen des D.Z.K. am 22. X. 1920.

gesehen, meist so, daß die Fürsorgestellen den Kranken erst zur Ober-
begutachtung an alle die hier in Frage kommenden Instanzen, wie
Krankenkassen, Landesversicherungsanstalten, Reichsversicherungsan-
stalten, Kommunen, Armenverwaltung usw. verweisen und oft recht
lange warten müssen, ob ihrem Antrage stattgegeben wird oder nicht.
Das ließe sich aber dadurch vermeiden, daß die in den Fürsorgestellen
tätigen Ärzte die Vertrauensärzte der vorhin genannten Instanzen
würden. Es würde dieses nicht allein eine Zeitersparnis bedeuten,
sondern auch eine bessere und einwandfreiere Belegung der zur Verfügung stehenden freien Betten garantieren.

Daß dieses auch durchführbar ist, beweisen die guten Erfahrungen
an Plätzen, wo ein gutes Zusammenarbeiten der Fürsorgestellen mit
allen in Frage kommenden Behörden, Kassen usw. schon heute zur
Tatsache geworden ist, wie z. B. in Stettin, Frankfurt, Breslau, Halle,
in den Hansastädten u. a. O. Es werden dort alle zur Verfügung stehenden freien Betten mehrmals wöchentlich der Fürsorgestelle mitgeteilt,
und die Belegung erfolgt größtenteils allein nach ihrem Gutachten.
Leider ist das aber an vielen anderen Orten bisher noch nicht der Fall
und wird auch gerade von den Ärzten der Leipziger Fürsorgestelle
darüber geklagt, daß dieser so wichtigen Frage von den maßgebenden
Stellen zu wenig Verständnis entgegengebracht wird. Hier ist der
übliche Weg heute noch der, daß jeder Arzt, der z. B. eine Heilstättenkur für angezeigt hält, bei der Ortskrankenkasse einen diesbezüglichen
Antrag stellt. Bestehen keine Bedenken, so wird er, wie der Fürsorgestellenarzt M. Wagner[1]) berichtet, etwa nach 10 Tagen von der Landesversicherungsanstalt aufgefordert, das ausführliche Gutachten mit
genauem Krankheitsbefund auf vorgedrucktem Formular auszufertigen
und der Landesversicherungsanstalt in Dresden einzusenden. Auf
Grund desselben fällt die Landesversicherungsanstalt, ohne daß der
Kranke vertrauensärztlich untersucht wird, das Urteil, ob er sich für
Heilstättenbehandlung eignet oder nicht und weist ihn ein oder lehnt
ihn ab. Daß dieses meist sonst nicht übliche Verfahren durchaus unzulänglich ist, geht schon daraus hervor, daß eine große Zahl solcher
Gutachten von in der Tuberkulose weniger geübten Äzten ausgestellt
wird und so die in Dresden lediglich nach dem schriftlichen Gutachten
entscheidenden Ärzte sehr häufig zu einem falschen Urteil kommen
müssen. So erklärt es sich, daß so viele inaktive, zur Zeit kaum behand-
lungsdürftige Tuberkulöse in Heilstätten aufgenommen werden. Diese
nehmen dort den Platz für die wirklich Bedürftigen fort, und letztere
müssen dadurch meist 8—10 Wochen und länger auf die Einweisung
warten. Die Richtigkeit dieser Ausstellungen wird auch durch die in

---

[1]) Wagner, M.: Denkschrift, Leipzig 1919.

mehreren Hundert von M. WAGNER[1]) auf einem der letzten sächsischen Tuberkuloseärztetage vorgebrachten einschlägigen Fällen erwiesen. Es war bisher noch nicht zu erreichen, daß die durch die Landesversicherungsanstalt Dresden für die Heilstättenbehandlung abgelehnten Fälle der Fürsorgestelle Leipzig gemeldet wurden, damit diese einer Nachuntersuchung unterzogen und nötigenfalls beobachtet werden konnten, um in den geeignet scheinenden Fällen den Heilstättenantrag ein zweites Mal einzubringen[2]).

Sollten aber alle diese Forderungen wirklich Aufnahme in das Arbeitsprogramm der Fürsorgestellen finden, so dürfte auch die Streitfrage, ob reiner Fürsorgearzt resp. „Sozialhygieniker" oder Lungenfacharzt dahin zu entscheiden sein, daß dem ersteren wohl das nötige Rüstzeug zur Erledigung aller dieser Spezialfragen mit den vielen fachärztlichen Untersuchungen abgeht, während der spezialistisch ausgebildete Lungenfacharzt nach einer nicht zu kurzen praktischen Ausbildungszeit in einer gut arbeitenden Fürsorgestelle hier wohl der geeignetere sein muß.

Außerdem werden, um erfolgreich in den Kampf gegen die Tuberkulose eintreten zu können, verschiedene Machtvollkommenheiten verlangt. An erster Stelle werden Machtmittel gefordert, die es den Fürsorgestellen ermöglichen sollen, in besonders schweren Fällen von Widerstand gegen die Anordnungen der Fürsorgestelle entweder Bacillenstreuer auch gegen ihren Willen aus gefährdeten Familien herauszunehmen, um sie in Tuberkuloseheime zu verbringen, oder aber die durch ihre unbelehrbaren Eltern gefährdeten Kinder aus der gefährlichen Umgebung trotz heftigsten Widerspruchs anderswo besser unterbringen zu können. Diese zwangsweise Entfernung erscheint in besonderen Fällen auch als einziges Mittel zur Verhütung der Infektion, aber leider sind, wie aus vielen Berichten zahlreicher Fürsorgestellen hervorgeht, diese häufig gezwungen, tatenlos zuzusehen.

In engem Zusammenhang hiermit sind auch Machttitel zu erstreben, die es den Fürsorgestellen ermöglichen, überhaupt alle die Patienten, die von irgendeiner Behörde oder sonstigen Instanz als tuberkulös gemeldet werden und bei denen eine Befürsorgung als dringlich hingestellt wird, auch wirklich in Fürsorge zu bekommen. Es ist ja jetzt meist üblich, daß den Gemeldeten eine Aufforderung zugeschickt wird, sich auf der Fürsorgestelle zu melden, was dann ja auch ein Teil von ihnen tut. Es bleibt aber immer noch eine beträchtliche Zahl, die dieser Aufforderung trotz wiederholten Hinweises und der Vorstellungen der Besuchsschwestern nicht nachkommt und außerhalb der Fürsorge

---

[1]) WAGNER, M.: Denkschrift, Leipzig 1919.

[2]) Es ist mir nicht bekannt, ob nicht in der Zwischenzeit in Sachsen eine Änderung eingetreten ist.

bleiben. Und gerade die Erfahrung lehrt, daß es sich leider hier meistens um Schwertuberkulöse handelt, die für die Seuchenbekämpfung die wichtigsten sind. Hier aber muß unbedingt Wandel eintreten, denn mit allem Nachdruck muß dafür gesorgt werden, daß alle Gemeldeten auch wirklich in eine geeignete Fürsorge genommen werden können.

Das bringt mich auf das Meldewesen, was m. E. dringend einer Verbesserung bedarf, wie später noch mit statistischen Daten aus der praktischen Arbeit belegt werden soll. Es ist da zunächst zu erstreben, daß die praktischen und Spezialärzte noch viel mehr als bisher ihre fürsorgebedürftigen Kranken den Fürsorgestellen zuschicken. In manchen Städten beschränken sich die Arztmeldungen nur auf geringe Prozentsätze der Fürsorgestellenbesucher, was einmal auf die sehr bedauerliche Interesselosigkeit der Ärzteschaft gegenüber der Tuberkulose als Volkskrankheit und dann aber wohl auch auf das sicherlich manchmal falsche Verhalten der Fürsorgestellen gegenüber der Ärzteschaft zurückzuführen ist.

Viel mehr Meldungen müßten auch von Ärzten der Kliniken, Krankenhäuser und Heilstätten über ihre Tuberkulosefälle sowohl bei der Aufnahme wie vor der Entlassung bei den Fürsorgestellen eingehen, damit die Wohnungen während des Krankenhaus- oder Heilstättenaufenthalts saniert und alles für die Rückkehr des Patienten vorbereitet werden kann.

Zu fordern ist auch eine bessere Meldetätigkeit der Schulärzte, da doch gerade durch ihre Hand fast unsere gesamte schulpflichtige Jugend geht. Sie könnten den Fürsorgestellen alle tuberkulösen und schwer skrofulösen Kinder melden und alle verdächtigen zur Beobachtung überweisen. Andererseits wird es aber auch für den Schularzt von Wert sein, daß die Fürsorgestelle ihrerseits wieder ihm alle sicher tuberkulösen und für ihre Mitschüler gefährlichen Schüler meldete, wodurch eine ersprießliche Zusammenarbeit möglich wäre. Auch könnte dann durch Handinhandgehen der Fürsorge- und Schulschwester eine bessere Gewähr für die Sanierung der oft recht ungünstigen Wohnverhältnisse der Schuljugend übernommen werden.

Auch die Meldungen von seiten der Krankenkassen und Landesversicherungsanstalten müssen reichlicher fließen, ja ihnen Meldungen von allen ihnen bekannt werdenden Tuberkuloseerkrankungen zur Pflicht gemacht werden. Daraus könnte nicht allein für die Fürsorgestellen und die Versicherten Nutzen entstehen, sondern noch für die Versicherungsträger selbst insofern nämlich, als auf diese Weise viele leichter Erkrankte frühzeitig genug in Fürsorge kommen und eine Verschlimmerung des Leidens in manchen sonst recht schwer verlaufenden Fällen verhütet werden kann, wodurch natürlich eine Kostenersparnis für die Kassen zu erwarten ist.

Ebenso müßten sämtliche Zivil- und Militärbehörden, Armenämter, Ziehkinderämter usw. sich mehr als bisher an den Meldungen an die Fürsorgestellen beteiligen. Das gilt besonders auch für alle die Fälle, die ihnen als an einer Tuberkulose verstorben bekannt werden oder in denen ihnen zur Kenntnis kommt, daß ein Tuberkulöser einen Wohnungswechsel vornimmt. Trifft eine derartige Meldung bei der Fürsorgestelle frühzeitig genug ein, so ist diese einmal in der Lage, möglichst bald nach dem Ableben des Tuberkulösen die Wohnung desinfizieren und auch die evtl. schon erkrankten Angehörigen des Verstorbenen untersuchen und befürsorgen zu lassen. Andererseits kann sie nach der Aufgabe einer Wohnung durch einen Tuberkulosekranken auch für eine gründliche Reinigung und Desinfektion sorgen, bevor ein neuer, nichtkranker Mieter die verseuchte Wohnung bezieht. Auch hier mangelt es noch in vielen Orten. Selbst wenn diese Meldungen an die Fürsorgestelle erfolgen, so geschieht dies häufig erst zu einer Zeit, wo sie mit allen sonst sicher zweckmäßigen Maßnahmen viel zu spät kommt.

Damit dieses gesamte Meldewesen aber besser arbeitet, müssen die Fürsorgestellen mehr als bisher Wert auf eine innigere Zusammenarbeit mit den anderen Einrichtungen der Gesundheitsfürsorge legen, was ja auch von Pütter betont wird und auf der 12. Generalversammlung des D.Z.K. am 15. VI. 1918 Gegenstand ausgiebiger Besprechungen gewesen ist. Bei der Gelegenheit hat Gottstein[1]) in einem eingehenden Referat Richtlinien für eine erfolgreiche Zusammenarbeit in denjenigen Großstädten gegeben, in denen die einzelnen Zweige der Gesundheitsfürsorge getrennt betrieben werden. Da sich außerdem diese Vorschläge auf langjährige Erfahrungen in der gut arbeitenden Charlottenburger Fürsorgestelle stützen, möchte ich sie samt den dort üblichen Verordnungen und Vordrucken für den erforderlichen Schriftverkehr zur Wiedergabe bringen:

„Erstens ist allen Fürsorgestellen, die in Betracht kommen, eine gegenseitige Meldungspflicht aufzuerlegen. Bei dem viel beklagten Fehlen einer staatlichen Anzeigepflicht für Erkrankungen an Tuberkulose ist das Lungenfürsorgeamt darauf angewiesen, durch freiwillige Meldung Kenntnis aller einschlägigen Fälle, und zwar in möglichst frühzeitigem Stadium zu erhalten; durch Abkommen mit den Ärzten der Krankenkassen und Krankenhäuser sowie mit den Armenärzten ist diese Meldung in jeder zweckmäßig organisierten Fürsorgestelle schon heute durchgeführt. Aber auch der Wohnungspfleger, die Säuglingsschwester, der Schularzt sollen jeden zu ihrer Beobachtung gelangenden Fall von Tuberkulose der Lungenfürsorgestelle melden, die ihn dann unter die Zahl der ihrer Aufsicht zu unterstellenden Pfleglinge aufzunehmen hat. Das gilt aber nicht nur für den kranken Säugling oder das kranke Schulkind selbst, sondern ebenso für dessen Angehörige. Umgekehrt soll die Lungenfürsorgestelle bei allen von ihr betrauten Fällen von Tuberkulose, bei denen noch eine andere Für-

---

[1]) Gottstein: Verhandlungen der XII. Generalversammlung des Deutschen Zentral-Komitees zur Bekämpfung der Tuberkulose. Berlin, den 15. VI. 1918.

sorgestelle in Betracht kommt, an diese eine Anzeige machen. Das gilt wieder nicht nur für diejenigen Schulkinder, die ohne Vermittlung des Schularztes, z. B. bei Familienuntersuchung, dem Lungenfürsorgeamt bekannt werden und bei denen ein etwaiger positiver Befund dem Schularzt zur besonderen Fürsorge zur Kenntnis zu bringen ist. Man muß hier weitergehen. So besteht z. B. bei uns die Verfügung, daß in jedem Falle, in dem die Schwester des Lungenfürsorgeamts in einem Falle von offener Tuberkulose in einer Familie einen Säugling vorfindet, der zuständigen Säuglingsfürsorgestelle Anzeige zu erstatten ist; ebenso erfolgt bei Feststellung offener Tuberkulose eines Erwachsenen eine Anzeige an den Schularzt derjenigen Schulen, welche die Kinder des Erkrankten aufsuchen, damit der Schularzt diese besonders überwacht.

Der zweite Grundsatz ist der, daß das Lungenfürsorgeamt bei allen Überweisungen, z. B. von Schulkindern usw., formularmäßig von den dort getroffenen Maßnahmen den überweisenden Stellen Mitteilung macht, damit diese von dem, was geschehen, Kenntnis haben.

Die dritte und im Interesse der Einheit wichtigste Forderung geht aber dahin, daß alle Maßnahmen, welche die unmittelbare und mittelbare Tuberkulosebekämpfung betreffen, nicht von den einzelnen Stellen selbständig und unabhängig voneinander, sondern nach Überweisung an die Lungenfürsorgestelle lediglich von dieser und nach deren Grundsätzen vorgenommen werden. Das bedeutet den Verzicht der anderen Stellen unter Übertragung auf die Lungenfürsorgestelle, welche die Verantwortung für die Durchführung übernimmt. Dahin gehört z. B. die Verschickung von gefährdeten Schulkindern in Walderholungsstätten, Solbädern, Seebädern usw. Solange dies Sache der Schule bleibt, ist die Einheitlichkeit nicht gewahrt, da der einzelne Schularzt die Zustände bei den Eltern, bei den andere Schulen besuchenden Geschwistern nicht so genau kennt wie das Amt, auch über die Belegung der Heilanstalten nicht so verfügen kann wie dieses. Natürlich ist es zulässig und zweckmäßig, daß der Überweisung besondere, dem Fall angepaßte Vorschläge beigefügt sind. Ähnlich liegt es für die Säuglingsfürsorge, in der das Tuberkulosefürsorgeamt, das über besondere Mittel verfügt, die rechtzeitige Trennung der tuberkulösen Mutter von ihren Kindern durch Überweisung in eine Heilstätte vorzunehmen hat und die weitere Beobachtung des Falles mit größtem Nachdruck fordern und durchsetzen kann als der Arzt der Säuglingsfürsorge. Daß bei uns in allen Fällen offener Tuberkulose durch eine allgemeine Verfügung die Wohnungspflege dem zuständigen Wohnungspfleger abgenommen und der Tuberkuloseschwester übertragen wird, die ihrerseits wieder hier die besonderen Forderungen des Wohnungsamts mit zu beachten hat, ist von Seydel gelegentlich seines Vortrages in diesem Kreise schon ausgeführt worden. Wenn eine solche Zusammenarbeit erfolgreich wirken soll, müssen bestimmte klar gefaßte Verfügungen erlassen und deren Beachtung unter Aufzeichnung und Überwachung gestellt werden. Beispiele solcher Verordnungen habe ich für die Veröffentlichung angefügt."

Anlage 1.

Geschäftsanweisung

für das Verfahren bei der Benachrichtigung der Schulärzte und Säuglingsfürsorgestellen durch das Fürsorgeamt für Lungenkranke.

1. Im Geschäftszimmer des Fürsorgeamts für Lungenkranke sind 3 Listen nach folgender Einteilung aufzustellen:

a) Nachweisung über sämtliche tuberkulöse Schulkinder.

b) Nachweisung über tuberkulöse nicht schulpflichtige Wohnungsgenossen schulpflichtiger Kinder.

c) Nachweisung über tuberkulöse Wohnungsgenossen von Säuglingen.

Im Falle zu a) hat die Nachweisung folgende Spalten aufzuweisen: Laufende Nummer, Familien- und Vorname des erkrankten Schulkindes, Wohnung, Geburtsdatum, Schule und Klasse, Straße und Nummer der Schule, Name der Geschwister, Geburtsdatum, Schule und Klasse, Straße und Nummer der Schule, Benachrichtigung an den Schularzt am:

Im Falle zu b) hat die Nachweisung folgende Spalten aufzuweisen: Laufende Nummer, Name des Erkrankten und Familienstellung zu den Schulkindern, Wohnung, Name der schulpflichtigen Kinder, Bezeichnung der Schule und Klasse, Straße und Nummer der Schule, Benachrichtigung an den Schularzt ist erfolgt am:

Im Falle zu c) sind folgende Spalten aufzunehmen: Name der Erkrankten, Familienstellung zu den Säuglingen, Name des Säuglings, Geburtsdatum, Wohnung, Benachrichtigung an die Säuglingsfürsorgestelle ist erfolgt am:

2. Die Bezirksschwestern haben sämtliche Fälle festzustellen, in denen sich Säuglinge und Schulkinder in den Familien lungenkranker Personen befinden, sowie auch die lungenkranken Kinder festzustellen und die nach dem oben Gesagten erforderlichen Angaben einer Hilfsarbeiterin des Fürsorgeamts schriftlich oder mündlich unter gleichzeitiger Übergabe der Krankenblätter mitzuteilen. Die Hilfsarbeiterin trägt diese Angaben in ihre Listen ein und gibt die Krankenblätter sofort an die Bureau chwester zurück. Sie benachrichtigt die Schulärzte und Säuglingsfürsorgestellen nach dem Formular.

3. Bei neu hinzukommenden Fällen macht die Bezirksschwester in der Wohnung bei dem Besuch der Familie die erforderlichen Feststellungen und übergibt umgehend der Hilfsarbeiterin die Sache zur weiteren Bearbeitung. Die Schulen und Klassen der Schulkinder sind durch Einsichtnahme in die Schulzeugnisse festzustellen, da die Erfahrung gelehrt hat, daß die Eltern und auch sogar die Kinder nicht immer wissen, welche Schulen die Kinder besuchen.

4. Die Hilfsarbeiterin hat unter eigener Verantwortung den Schularzt oder die Säuglingsfürsorgestelle mittels Karte zu benachrichtigen.

Wortlaut der Karten:

Zu a):

Der — Die (Vor- und Zuname) Schüler ... der ... Klasse ist lungenkrank.
Städtisches Fürsorgeamt für Lungenkranke.
Direktor.

An den
Herrn Schularzt der Gemeindeschule Nr. ...

Zu b):

Der Vater — Die Mutter — des Knaben — der (Vor- und Zuname, Wohnung) Schüler ... der ... Klasse ist lungenkrank.
Städtisches Fürsorgeamt für Lungenkranke.
Direktor.

An den
Herrn Schularzt der Gemeindeschule Nr. ...

Zu c):

Der — Die (Beruf, Vor- und Zuname, Wohnung) ist lungenkrank. In der Familie befindet sich ein am ... geborenes Kind.
Städtisches Fürsorgeamt für Lungenkranke.
Direktor.

An die
Säuglingsfürsorgestelle Nr. ...

Die erfolgte Benachrichtigung wird seitens der Hilfsarbeiterin auf dem Krankenblatt vermerkt.

Anlage 2.

Regeln

für das Zusammenarbeiten des Wohnungsamts mit dem städtischen Fürsorgeamt
für Lungenkranke und der Lungenkrankenfürsorge vom Roten Kreuz.

1. Das Bureau des städtischen Fürsorgeamts für Lungenkranke teilt dem
städtischen Wohnungsamt durch eine Nachweisung die Namen und Wohnungen
der sämtlichen in Fürsorge befindlichen Familien mit. Die Nachweisung ist
straßenweise zu ordnen. Die übertragbaren Fälle von Tuberkulose sind kenntlich
zu machen. Zu- und Abgänge von Familien sowie sonstige wesentliche Veränderungen bei den mitgeteilten Fällen sind allmonatlich — ebenfalls nach Straßen
geordnet — dem Wohnungsamt mitzuteilen.

2. Das Wohnungsamt prüft durch seine Wohnungspfleger bei den systematischen Besichtigungen die Wohnungsverhältnisse der mitgeteilten Familien selbständig nach, enthält sich jedoch grundsätzlich jeder pflegerischen Einwirkung.

3. Hält das Wohnungsamt die von der Lungenkrankenfürsorge vom Roten
Kreuz getroffenen Maßnahmen nicht für ausreichend, so setzt es sich zunächst,
ohne selbst einzugreifen, durch Vermittlung des zuständigen Magistrats-Dezernenten mit der Lungenkrankenfürsorge in Verbindung. Beide Stellen haben sich
dann nach Möglichkeit über das weitere Vorgehen zu einigen.

4. Kommt eine Einigung zustande, so sind etwaige pflegerische Maßnahmen
grundsätzlich durch die Organe der Lungenkrankenfürsorge zu ergreifen. Wird
eine Einigung nicht erzielt, so geht das Wohnungsamt nach seinen Grundsätzen
selbständig vor.

5. Erscheint der Lungenkrankenfürsorge zur Erreichung der von ihr für notwendig erachteten Maßnahmen die Hilfe des Wohnungsamts geboten, so teilt sie
diesem gleichfalls durch Vermittlung des zuständigen Magistrats-Dezernenten den
betreffenden Fall unter Angabe der nach ihrer Ansicht erforderlichen Maßnahmen
mit. Das Wohnungsamt betreibt dann seinerseits die Abstellung der vorhandenen
Mängel, ohne jedoch darauf hinzuweisen, daß dies auf Veranlassung der Lungenkrankenfürsorge geschieht.

6. Die Lungenkrankenfürsorge hat bei den ihrer Pflege unterstehenden Familien
ihr Augenmerk nicht nur auf die Absonderung der Kranken zu richten, sondern
auch die Grundsätze des Wohnungsamts über die Belegung der Wohnungen —
insbesondere über die Mindestbodenfläche und den Mindestluftraum der Schlafräume, sowie über die Geschlechtertrennung — zu berücksichtigen.

7. In jedem Jahre findet einmal durch einen Wohnungspfleger eine mündliche Belehrung der Schwestern der Lungenkrankenfürsorge über die an die Wohnungen zu stellenden Anforderungen statt.

8. Die Lungenkrankenfürsorge hat die ihrer Pflege unterstellten Wohnungen
daraufhin zu prüfen, ob die Belegung den Grundsätzen des Wohnungsamts entspricht. Diese Prüfung hat sich zu erstrecken:

a) auf sämtliche neuen Fälle,

b) auf diejenigen alten Fälle, die bei Gelegenheit von Besuchen der Fürsorgeschwestern ohne besondere Umstände von neuem geprüft werden können.

c) auf die gelegentlich der Wohnungsaufsicht vom Wohnungsamt beanstandeten Fälle.

9. Die Maßnahmen wegen Gewährung von Mietzuschüssen und Bewilligung
von Mitteln für Betten und ähnliches, soweit hierfür städtische Mittel unmittelbar durch den Ausschuß der Deputation für Gesundheitspflege oder mittelbar
aus den von der Stadt der Lungenkrankenfürsorge insgesamt bewilligten Summen
verwendet werden, gehören ausschließlich zum Bereich des städtischen Fürsorgeamts für Lungenkranke. Die aus dieser Veranlassung zu stellenden Anträge sind
vom Direktor des städtischen Fürsorgeamts gegenzuzeichnen.

Dieses System hat sich in Charlottenburg gut bewährt und ist sicher zu empfehlen, zumal auf diese Weise die Lungenfürsorgestelle zum Mittelpunkt der Tuberkulosebekämpfung wird und die Erledigung aller Tuberkulosefälle durch sie zu erfolgen hat.

Dasselbe ist dann auch schon auf andere Weise in anderen Städten erreicht worden, besonders aber in Frankfurt a. M.[1]), wo es allmählich durchgesetzt ist, daß, wenn bei irgendeiner anderen Stelle ein Tuberkulöser auftaucht, er der Tuberkulosefürsorgestelle als Zentralstelle zugewiesen wird. Dieses war dadurch möglich, daß bestimmte Abmachungen mit dem Armenamt, der Landesversicherungsanstalt, der Ortskrankenkasse, dem Wohlfahrtsamt, Wohnungsamt, den in Betracht kommenden Behörden, den anderen Fürsorgeorganisationen, mit privaten Vereinen, Post, Eisenbahn, Polizei usw. seit einer Reihe von Jahren getroffen wurden. Es wurde dort auch durchgesetzt, daß, wo Unterstützungen gegeben wurden, die Auszahlung nach Möglichkeit durch die Fürsorgestelle erfolgte. Auch das Lebensmittelamt, Abt. Krankenversorgung, überweist dort alle für Tuberkulöse ärztlicherseits gestellten Anträge auf Zusatznahrungsmittel (ebenso wie in Stettin) zur Prüfung. Durch Schulen und Schulärzte müssen einerseits alle Kranken der Fürsorgestelle zugeführt werden, andererseits beteiligt sich auch die Schule besonders an der Prophylaxe. So werden z. B. den Schulärzten die tuberkulösen Familienangehörigen der Schulkinder namhaft gemacht, damit sie ein besonders wachsames Auge auf diese Kinder werfen, sie dauernd beaufsichtigen und rechtzeitig bei der Erholungsfürsorge usw. eingreifen. Ferner ist in Frankfurt eine Schwester zu dem besonderen Zweck angestellt, die Tuberkulösen in den Krankenhäusern aufzusuchen, sofort nach der Aufnahme in das Krankenhaus die Desinfektion des soeben verlassenen Zimmers zu veranlassen, die Kranken während des Aufenthaltes zu beraten und dafür zu sorgen, daß die Kranken nach der Entlassung in geordnete hygienische Verhältnisse kommen. Auch meldeten bis vor kurzem alle Krankenhäuser täglich ihre freien Tuberkulosebetten an den Zentralbettennachweis, der für diesen Zweck in der Fürsorgestelle eingerichtet war. Außerordentlich zweckmäßig ist weiter auch die Einteilung der Stadt in bestimmte Fürsorgebezirke, die je einer Fürsorgeschwester als Arbeitsgebiet dienen. Sie lehnen sich eng an die von dem städtischen Wohlfahrtsamt eingerichteten Kreisstellen an. Der Verkehr der betreffenden Fürsorgeschwester mit der Kreisstelle ist bereits ein reger, die Schwester nimmt auch teil an den Sitzungen der Kreisstellen. Außerdem bestehen besondere, von den städtischen Fürsorgeärzten abgehaltene Sprech-

---

[1]) Siehe Oxenius: Quartierschwester und Tuberkulosefürsorge. Westdtsch. Ärzte-Zeitung 1920, Nr. 4 und Jahresber. 1920 u. 1921 des Frankfurter Vereins Tuberkulosefürsorge E. V.

stunden, die die Schwestern besuchen können. Somit kann die Fürsorgeschwester einen Teil ihrer Tätigkeit in die Kreisstelle verlegen, und die Fürsorgeärzte könnten auf diese Weise ohne erhebliche Belastung für die sozialhygienischen Beratungen herangezogen werden. Als Gegenwert bringt der Tuberkulosefürsorgeverein die Arbeit der Schwestern, welche die dem Wohlfahrtsamt bekannten Tuberkulosekranken mit betreuen, die Akteneintragungen machen können u. dgl. m. Endlich gibt es dann noch, wie schon früher erwähnt, beim Wohlfahrtsamt eine Zentralauskunftsstelle, wohin alle Namen- und Aktenzeichen usw. gemeldet werden. Dort können sich alle Organisationen Auskünfte und evtl. kurze Aktenauszüge holen und durch Verständigung kann dann eine Abgrenzung der Tätigkeitsgebiete der einzelnen in Betracht kommenden Organisationen erreicht und eine „Überfürsorge" bei ein und demselben Fall verhindert werden.

Die Zahlen und Ergebnisse der Frankfurter Auskunfts- und Fürsorgestelle für Lungenkranke beweisen, daß auf diesem Wege eine zweckmäßige innige Zusammenarbeit mit allen in Frage kommenden anderen Faktoren möglich ist und die Tuberkulosebekämpfung ganz erheblich gefördert wird.

Alle diese zum Teil noch neueren Forderungen würden sich viel leichter verwirklichen lassen, wenn bestimmte dahingehende gesetzliche Vorschriften erlassen würden, wie sie z. B. schon in dem Entwurf (Regierungsvorlage) zu dem neuen preußischen Tuberkulosegesetz Berücksichtigung gefunden haben. In ihm ist die Auskunfts- und Fürsorgestelle, dort, wo sie vorhanden, zur Zentralstelle der Tuberkulosebekämpfung gemacht, indem nämlich:

1. die Meldung jeder ansteckenden Erkrankung und jedes Todesfalles an Lungentuberkulose durch den beamteten Arzt an die Fürsorgestelle erfolgt;

2. die Mitteilung jedes Wohnungswechsels von Tuberkulösen an die Fürsorgestelle durch den beamteten Arzt zur Pflicht gemacht wird;

3. gleichfalls die Meldung von Erkrankungen und Todesfällen an Tuberkulose in Krankenhäusern, Entbindungs-, Pflege-, Gefangenen- und ähnlichen Anstalten vom beamteten Arzt auszugehen hat;

4. alle von der Fürsorgestelle nötig gefundenen Maßnahmen im Benehmen mit dem behandelnden Arzte getroffen werden müssen. Als solche Maßnahmen kommen in Frage:

a) Belehrung des Kranken und seiner Familie;

b) Schutz der Kinder vor Ansteckung;

c) Sicherung gegen die Verbreitung der Krankheit durch die Tätigkeit fortgeschrittener Erkrankter im Nahrungsmittelgewerbe und Erzieherberuf;

d) Unterbringung des Kranken in Krankenhäuser, Lungenheilstätten usw.

5. die bakteriologische Untersuchungsstelle jeden positiven Befund von Tuberkelbacillen im Auswurf an die zuständige Fürsorgestelle mitzuteilen hat.

An diesem Gesetzesvorschlage begrüße ich vor allen Dingen, daß nicht von einer amtlichen, sondern von der vorhandenen Fürsorgestelle die Rede ist, denn dadurch wird der überaus müßige Streit, ob amtliche oder nichtamtliche, ob städtische, staatliche, reichliche oder Vereinsfürsorgestelle nicht dahin entschieden, daß bereits gut funktionierende Stellen einfach anderen neuen, die noch gar keine praktische Erfahrung hinter sich haben, nachgestellt oder untergeordnet werden. Weiter ist auch zu bedenken, daß durch die Schaffung neuer amtlicher Fürsorgestellen im Rahmen der in der Nachrevolutionszeit ins Ungesunde ausgebauten Einrichtungen, wie Gesundheitsämter, Jugendämter, Wohlfahrtsämter usw. ein neues Heer zahlloser Angestellter erforderlich wäre, deren Besoldung ungeheure Geldmengen verschlänge, die bei der Tuberkulosebekämpfung selbst viel nutzbarere Verwendung finden könnten, worauf auch schon BLÜMEL[1]) mit Recht hingewiesen hat. Leider fehlen in der Gesetzesvorlage nähere Bestimmungen über die Bereitstellung und Deckung der Kosten, die die Befürsorgung der gemeldeten und aufgefundenen Kranken erfordern würde. Sollte es sich aber herausstellen, daß die für eine erfolgreiche Durchführung der gesetzlichen Maßnahmen erforderlichen Geldmengen nicht bereitzustellen sind, so bedeutet das Gesetz einen Schlag ins Wasser, und die Tuberkulosefürsorge würde mehr denn je eine Angelegenheit der privaten Wohltätigkeit sein. Auch ist es m. E. sehr begrüßenswert, daß alle vorgesehenen Meldungen zunächst an den beamteten Arzt zu erfolgen haben, der sie dann weitergibt. Die Fürsorgestelle wird dadurch des Odiums einer Kontrollstelle entkleidet und nimmt mehr die Rolle des Wohltäters ein, wovon sehr viel mehr zu erwarten ist, da das gesamte Tuberkulosefürsorgewesen mehr als jedes andere des Vertrauens bedarf, das ihm das Publikum entgegenbringt.

Leider ist aber inzwischen in der endgültigen angenommenen Fassung eine Änderung des Entwurfes insofern eingetreten, als die vorgeschriebenen Meldungen nicht immer zunächst an den beamteten Arzt zu leiten sind, sondern an Fürsorgestellen, Gesundheits- und Wohlfahrtsämter, die den nötigen Vorbedingungen entsprechen und vom Minister für Volkswohlfahrt als Meldestellen zugelassen sind. Außerdem wird die Kostenfrage lediglich bei der Desinfektion durch Bereitstellung

---

[1]) BLÜMEL: Jahresbericht der Fürsorgestelle Halle a. S. für das Jahr 1921.

öffentlicher Mittel geregelt, während bei der Befürsorgung usw. die Fürsorgestelle lediglich auf den Antragsweg bei den in Frage kommenden Instanzen verwiesen wird.

Ob diese endgültig angenommene Fassung glücklich gewählt ist und Erfolge in der Tuberkulosefürsorge zeitigen wird, wage ich nicht zu entscheiden. M. E. wird eine Tuberkulosegesetzgebung am wirksamsten sein können, wenn weniger Wert auf Zwangsmeldungen und -maßnahmen gelegt wird als vielmehr darauf, daß ein richtiges Fürsorgegesetz geschaffen wird.

8. Tätigkeit der Fürsorgestellen in den Berichtsjahren 1919 und 1920.

Wie ich bis jetzt zeigen konnte, kommt also den Auskunfts- und Fürsorgestellen eine große Bedeutung im Kampfe gegen die Tuberkulose zu, und sie wird noch viel bedeutungsvoller, wenn die Fürsorgestellen nun so, wie sie jetzt sind, entsprechend dem Reichstuberkulosegesetz, zum Mittelpunkte der Tuberkulosebekämpfung im ganzen Deutschen Reiche werden sollen. Sie sind, wie ich im vorhergehenden dartun konnte, nicht etwa gleichartige einheitliche Gebilde, sondern jede weicht in der Einrichtung und im Betriebe je nach der Art ihrer Entwicklung und den örtlichen Verhältnissen von der anderen ab. Können nun diese verschiedenen Einrichtungen der ihnen zugedachten Aufgabe jetzt schon gerecht werden oder nicht? Dazu ist aber einmal erforderlich, daß sie schon in genügender Zahl vorhanden und das Netz möglichst dicht über ganz Deutschland ausgebreitet ist. Die Zahl der Fürsorgestellen ist schon sehr groß und überstieg 1920 bereits inkl. Hilfsfürsorgestellen 3000. Das würde also eine Fürsorge- oder Hilfsfürsorgestelle auf ca. 20 000 Einwohner bedeuten, was durchaus ausreichend wäre. Da die einzelnen Fürsorgestellen jedoch nach ihrer Größe und ihrem Wirkungskreise sehr verschieden sind, so läßt sich leider bisher doch noch nicht mit Sicherheit feststellen, ob für jeden Tuberkulösen in seinem Bezirk eine Fürsorgestelle zugängig und die Möglichkeit einer häuslichen Überwachung durch eine Tuberkulosefürsorgeschwester vorhanden ist.

Weiter ist zu verlangen, daß der ganze Fürsorgebetrieb gut eingespielt ist und die in ihnen geleistete Arbeit wirklich positive Erfolge besonders bezüglich der Auffindung und Versorgung der Tuberkulösen, zeitigt. Tun sie das jetzt schon? Nach GASTERS[1]) soll nur ein winziger Bruchteil wertvolle praktische Arbeit und noch wenigere für die wichtige Lösung des Tuberkuloseproblems verwertbare Arbeit leisten. Seines

---

[1]) GASTERS: Zeitschr. f. soz. u. Gewerbe-Hyg., Fürsorge- u. Krankenhauswesen 1922, H. 14.

Erachtens können sich Gemeinden, Kreise, Provinzen und ganz besonders die rheinisch-westfälischen, nach allen Richtungen der kulturellen Aufgaben und der Wohlfahrtspflege reichlich belasteten Industriestädte den Luxus noch so wohlgemeinter, aber praktisch unwirksamer oder doch im Vergleich zu den Kosten geringfügig helfender Einrichtungen heute nicht mehr leisten. Auch ebenso vernichtend urteilt ein Tuberkulosefürsorgefachmann, Dumas-Leipzig[1]), der bei der Bewertung der Fürsorgestelle im sog. Kampfe gegen die Tuberkulose größten Pessimismus für nötig hält. „Sie sind zu Organisationen von stark bureaukratischer Art geworden, die fast nur der Begehrlichkeit gewisser Volkskreise dienen, denen an Erringung persönlicher Vorteile alles, an Tuberkulosebekämpfung oder Prophylaxe aber gar nichts liegt. Ärzte und Behörden sind daran schuldig durch dauernde Verkennung der wirklichen Grundsätze und der auf vernünftigen Wegen erreichbaren Ziele sog. ‚Fürsorgetätigkeit‘.‘‘

Wäre dem nun wirklich so, dann könnten sie die ihnen zugedachten Aufgaben keinesfalls erfüllen, und die in Aussicht genommene Gesetzgebung mit der Fürsorge als Mittelpunkt würde ein sicheres Fiasko bedeuten.

Es ist deshalb die Feststellung von Wichtigkeit, was sie bisher geleistet haben. Um hierüber Aufschluß zu bekommen, ist man auf das Studium der jährlichen Tätigkeitsberichte der einzelnen Einrichtungen angewiesen, die bis zum Jahre 1919 sehr wenig einheitlich und viel zu ungenügend waren, aber seitdem dank der Initiative Bräunings durch Einführung des Fragebogens des D.Z.K. doch schon wesentlich einheitlicher und umfassender geworden sind. Trotzdem sind die Jahresberichte noch recht häufig sehr unvollkommen ausgefertigt. Den Personalveränderungen, Ehrenmitgliedsernennungen usw. wird viel zuviel Raum geschenkt und in viel zu großer Breite wird über die charitative Tätigkeit durch Aufzählung all der abgegebenen Mengen von Lebensmitteln, Lebertran, Desinfektionsmitteln usw. berichtet. Auch dem Etat wird durch Aufzählung besonders der Stiftungsposten und aller möglichen Schenkungen viel zuviel Berücksichtigung zuteil, während aus den Ausgabeberichten schon weniger leicht ein Überblick darüber zu gewinnen ist, ob die Gelder auch im Interesse der Tuberkulosebekämpfung nutzbringend verwandt sind. Dagegen werden leider noch häufig viel zu kurze oder gar keine Angaben gemacht über den wirklichen Stand der Tuberkulosebekämpfung des betr. Bezirks und auch darüber, ob und welche Fortschritte in dieser Hinsicht gegenüber den früheren Jahren zu verzeichnen sind. Von anderer Seite ist dieses

---

[1]) Dumas: Verhandlungen der Medizinischen Gesellschaft zu Leipzig im Jahre 1921. Sitzung vom 22. II. 1921.

ja auch schon beobachtet und z. B. von BRÄUNING[1]) und BESCHORNER[2]) bereits gerügt worden. Diese Feststellung ist um so bedauernswerter, als in vielen Fürsorgestellen ein sehr wertvolles Material deponiert ist.

Trotz dieser Schwierigkeiten habe ich es doch versucht, durch eine Durchsicht und einen Vergleich der einzelnen Fürsorgeberichte untereinander einen Einblick in die von den einzelnen Stellen geleistete Arbeit zu bekommen, und möchte ich nun in möglichster Kürze über meine Erfahrungen und Beobachtungen berichten, die ich an Berichten von 695 Fürsorgebezirken mit mehr als 700 Fürsorgestellen[3]) aus dem Jahre 1919/20 gemacht habe. Das dazu erforderliche Material und sonstige Unterlagen erhielt ich teils durch Beantwortung selbst versandter Fragebogen, teils aus mir übersandten Jahresberichten, teils durch die liebenswürdige Überlassung der ausgefüllten Fragebogen des D.Z.K. Zur persönlichen Information und zur Aussprache mit den Fürsorgeärzten habe ich außerdem weit über 100 Fürsorgestellen selbst besucht und bei dieser Gelegenheit als Theoretiker manche dankenswerte Mitteilung und Anregung von seiten des in der praktischen Fürsorgetätigkeit stehenden Fürsorgearztes mit nach Hause nehmen können.

Um nun zu entscheiden, wo in Deutschland die Tuberkulosebekämpfung durch die Fürsorgestellen schon gute oder wo sie weniger befriedigende Ergebnisse gezeitigt hatte, habe ich eine Gruppierung nach 12 Ländergruppen vorgenommen und außerdem noch eine weitere nach 7 Größenklassen, je nachdem sich die Berichte auf Bezirke erstrecken, die

1. 0—5000,
2. 5000—15 000,
3. 15 000—50 000,
4. 50 000—100 000,
5. 100 000—250 000,
6. 250 000—500 000 und endlich
7. über 500 000 Einwohner

umfaßten. Es war auf diese Weise möglich, durch vergleichende Betrachtungen festzustellen, ob die Erfolge der Fürsorgearbeit evtl. von der Größe der Bezirke abhängig sind.

---

[1]) BRÄUNING: Die Berichterstattung der Fürsorgestellen usw. Tuberkul.-Fürs.-Blatt 1921, Nr. 2.

[2]) BESCHORNER: Anregung zu Sammelforschungen usw. Tuberkul.-Fürs.-Blatt 1921, Nr. 5/6.

[3]) Die Zusammenfassung zu Fürsorgebezirken ist überall dort erfolgt, wo mehrere Fürsorgestellen bestanden und ihr Wirkungskreis nicht genau abgrenzbar war. Dieses war nicht zu vermeiden, weil sonst die zur Beurteilung ihrer Tätigkeit notwendige Umrechnung auf je 10 000 Einwohner und ein Vergleich mit anderen, gleich großen Bezirken nicht möglich war.

Wie sich die 695 Fürsorgebezirke auf die einzelnen Länder und Größengruppen verteilen, zeigt die Tabelle 2, aus der zudem ersichtlich

Tabelle 2.

Verteilung der einzelnen Fürsorgebezirke auf die Länder- und Größengruppen: 1919/1920.

Ländergruppe	Zahl aller F.-Bezirke	Auf die einzelnen Größengruppen:						
		I. 0 bis 5000	II. 5 bis 15000	III. 15 bis 50000	IV. 50 bis 100000	V. 100 bis 250000	VI. 250 bis 500000	VII. über 500000 Einw.
1. Sachsen	95	23	31	28	8	2	1	2
2. Berlin-Brandenburg	44	1	7	21	9	3	1	2
3. Thüringen	46	8	21	16	1	0	0	0
4. Mitteldeutschland	30	1	4	18	2	4	1	0
5. Schlesien	83	14	23	37	8	0	0	1
6. Ost-, Westpreußen, Pommern	51	2	5	31	11	1	1	0
7. Norddeutschland	35	6	11	11	3	2	1	1
8. Schleswig-Holstein	18	2	4	8	2	2	0	0
9. Westfalen	154	25	62	45	15	6	1	0
10. Rheinland	40	4	6	16	7	5	2	0
11. Bayern	66	5	12	41	6	0	1	1
12. Süddeutschland	33	0	1	17	10	3	2	0
Insgesamt	695	91	187	289	82	28	11	7

ist, daß vor allem Sachsen, Thüringen, Schlesien und Westfalen die meisten Fürsorgestellen in den drei kleinen Klassen aufzuweisen hatten. Die Tabelle 3 bringt sodann das Alter derselben. Leider war bei 104 das Gründungsjahr nicht festzustellen, 77 = 11,5% waren erst 1920 gegründet, 34,5% = ein Drittel aller Fürsorgebezirke war noch nicht 3 Jahre in Betrieb, 68,3% = über zwei Drittel noch nicht 10 Jahre und nur 13,8% länger als 10 Jahre. Die meisten älteren Fürsorgestellen finden sich in Schlesien, Westfalen und Bayern und in den größeren Gruppen über 100 000 Einwohner. Mithin sind die Fürsorgestellen in ihrer überwiegenden Mehrheit erst Gründungen der letzten 10 Jahre und fast die Hälfte (306) gar erst der letzten 5—6 Jahre.

246 waren rein städtische, 322 rein ländliche und 127 gemischtstädtisch-ländliche Bezirke. Überwiegend ländliche waren in Westfalen, Ost-Westpreußen-Pommern, Rheinland, Bayern und Schlesien und in den drei kleineren Größengruppen, während in Berlin-Brandenburg und in den drei größeren Einwohnerklassen die rein städtischen vorherrschten.

Die meisten Fürsorgestellen sind von Behörden, Städten, Gemeinden, Ämtern (472 mal) gegründet, demnächst von Vereinen (174 mal) und Ausschüssen resp. Tuberkuloseverbänden (33 mal). So besonders in Schlesien (62), Bayern (29), West-Ostpreußen-Pommern (15) und

Tabelle 3. Gründungsjahre.

Länder- oder Größengruppe	Zahl der F.-Bezirke	Gegründet in den Jahren						
		1920	1918 bis 1919	1914 bis 1917	1910 bis 1913	1906 bis 1909	Früher	?
Sachsen	95	22	24	3	31	6	2	7
Berlin-Brandenburg . .	44	3	17	3	12	4	2	3
Thüringen	46	14	11	3	13	5	—	—
Mitteldeutschland . . .	30	7	7	1	5	3	2	5
Schlesien	83	—	6	9	8	15	4	41
Ost-,West-Pr.,Pommern	51	7	8	11	12	3	3	7
Norddeutschland . . .	35	6	16	5	1	2	1	4
Schleswig-Holstein . .	18	—	3	—	3	1	4	7
Westfalen	154	12	46	20	43	12	—	21
Rheinland	40	4	10	3	10	1	—	12
Bayern	66	—	7	7	28	15	3	6
Süddeutschland . . .	33	2	8	1	3	6	2	11
0— 5 000	91	21	28	13	11	4	—	14
5— 15 000	187	25	56	21	43	12	3	27
15— 50 000	289	26	61	23	90	28	8	53
50—100 000	82	5	15	7	16	17	2	20
100—250 000	28	—	2	2	8	6	4	6
250—500 000	11	—	1	—	1	3	5	1
Über 500 000	7	—	—	—	—	4	1	2
Insgesamt	695	77	163	66	169	73	23	104

Norddeutschland (14), während von den Größengruppen nur die von 15 000—50 000 Einwohnern sich durch eine größere Anzahl von Vereinsfürsorgestellen auszeichneten.

Dementsprechend liegt auch der Vorsitz vorwiegend in den Händen von beamteten Personen (467), während nur in Bayern und den zwei größten Bezirksklassen der Arzt hierfür mehr in den Vordergrund getreten ist (11 mal in 17 Bezirken). Diesem ist dagegen in der Hauptsache die Leitung (431 mal) anvertraut, außerdem aber noch 186 mal Beamten und 61 mal sonstigen fernerstehenden Personen; besonders fällt dieses in Sachsen und Norddeutschland und in den drei kleineren Größenklassen auf. Es kommen hier hauptsächlich Lehrer, Geistliche, Schwestern, Gemeindefürsorgerinnen, Ehrendamen, Sekretäre und sonst interessierte Laien in Frage; eine wenig erfreuliche Tatsache, daß, um mit GASTERS zu sprechen, so viel einseitig und unzureichend vorgebildete Berufsbeamte oder nur wirklich oder angeblich interessierte Dilettanten oder Laien über- oder beigeordnet sind!

Diese 695 Fürsorgebezirke erstreckten sich, wie aus der Tabelle 4 hervorgeht, über die Hälfte ganz Deutschlands mit 30 556 209 Einwohnern, es kamen auf je 1 Million Menschen ca. 23 Lungenfürsorgebezirke. Am dichtesten ist das Netz in Thüringen mit 61, in Westfalen

Tabelle 4.
Versorgung mit F.-Bezirken, F.-Ärzten und F.-Schwestern.

Länder- oder Größen-gruppe	Zahl der F.-Bez.	Einwohnerzahl	Zahl der		Auf je 10 000 Einwohner		
			Ärzte	Schwe-stern	F.-Bez.	Ärzte	Schwe-stern
1. Sachsen	95	3 400 762	163	186	0,27	0,47	0,55
2. Berlin-Brandenburg	47	4 192 696	77	98	0,10	0,18	0,23
3. Thüringen	46	757 664	52	81	0,61!	0,69!	1,07!
4. Mitteldeutschland .	30	1 655 090	67	128	0,18	0,41	0,76
5. Schlesien	83	2 344 350	39	124	0,35	0,59!	0,54
6. Ost-, Westpreußen, Pommern	51	2 342 707	86	143	0,22	0,37	0,61
7. Nord-Deutschland .	35	2 207 259	81	73	0,16	0,37	0,33
8. Schleswig-Holstein	18	837 363	31	96	0,22	0,37	1,15
9. Westfalen	154	4 076 673	247	316	0,38!	0,65!	0,77!
10. Rheinland	40	2 632 762	92	159	0,15	0,35	0,61
11. Bayern	66	2 732 070	134	122	0,24	0,49	0,45
12. Süddeutschland . .	33	2 603 813	68	64	0,13	0,26	0,25
I. 0— 5 000 . .	91	304 791	103	105	2,98!	3,37!	3,77!
II. 5— 15 000 . .	187	1 808 109	256	265	1,03	1,41	1,47
III. 15— 50 000 . .	289	8 382 624	539	580	0,34	0,64	0,69
IV. 50—100 000 . .	82	5 806 419	187	290	0,14	0,32	0,49
V. 100—250 000 . .	28	4 324 885	58	141	0,06	0,13	0,33
VI. 250—500 000 . .	11	3 772 313	29	68	0,03	0,08	0,18
VII. Über 500 000 . .	7	5 353 471	65	97	0,13	0,12	0,18
Insgesamt	695	30 556 209	1237	1548	0,23	0,40	0,50

mit 38 und in Schlesien mit 35 Fürsorgestellen auf je 1 Million Einwohner und in den zwei kleinsten Gruppen mit gar 298 und 103 Fürsorgestellen auf 1 Million Menschen, am dünnsten dagegen in Berlin-Brandenburg und in den drei Großstadtklassen.

Die Versorgung mit Fürsorgeärzten, von denen durchschnittlich 40 auf 1 Million Einwohner kommen, ist wieder am besten in Thüringen, dann in Westfalen und Schlesien mit 69, 65 und 59 auf je 1 Million Menschen und in den drei kleineren Gruppen mit 337, 141 und 64$^0/_{000}$, während auch hier wieder Berlin-Brandenburg mit 18 und die drei Großstadtklassen mit 13, 8 und 12 auf je 1 Million Einwohner am schlechtesten versorgt sind.

Bezüglich der Versorgung mit Fürsorgeschwestern, von denen im Durchschnitt 50 auf 1 Million Menschen zur Verfügung stehen, ist auch wieder Thüringen mit 107 fast am besten bedacht, etwas mehr finden sich in Schleswig-Holstein (115), und an dritter Stelle steht wieder Westfalen mit 77. Ebenfalls gut versorgt mit Fürsorgeschwestern sind wieder die drei kleinsten Klassen mit 377, 147 und 69 auf je 1 Million. Am schlechtesten versorgt ist wieder Berlin-Brandenburg und auch Süddeutschland und ebenso die zwei größten Großstadtgruppen. Der

Forderung BRÄUNINGS[1]) nach einer hauptamtlichen weiblichen Hilfskraft auf je 10 000 Einwohner kommen in den Jahren 1919/20 nur Schleswig-Holstein, Thüringen und die zwei kleinen Gruppen nach, von den übrigen nähern sich nur Westfalen, Mitteldeutschland und die drei größeren Klassen dieser Idealforderung.

Was nun die Anstellungsverhältnisse der Ärzte in den Fürsorgestellen anlangt, so war festzustellen, daß von 1237 tätigen Ärzten nur 67, also nur ein geringer Bruchteil hauptamtlich tätig war, und zwar hauptsächlich in Westfalen und in der 5. und 6. Größenklasse, während die überwiegende Mehrzahl nebenamtlich und ca. ein Fünftel sogar nur ehrenamtlich (vorwiegend in den vier kleinsten Gruppen) beschäftigt war. Von dem hauptamtlich angestellten Fürsorgearzte waren wir somit 1919/20 noch sehr weit entfernt. Das gleiche gilt wohl auch von den Fürsorgeschwestern, von denen nach der Zusammenstellung HESSES[2]) vom D.Z.K. nur 81 unter 1912 Schwestern sich hauptamtlich der Tuberkulosefürsorgetätigkeit widmen konnten. Eigene Befunde kann ich wegen der Unzuverlässigkeit der darüber vorgelegenen Mitteilungen nicht wiedergeben.

Sonst waren 436 andere Personen und 4 mal größeres Bureaupersonal ohne bestimmte Zahlenangaben zu registrieren. Erwähnenswert wäre hier noch, daß die meisten Bureaubeamten in Berlin-Brandenburg und in den Großstadtgruppen und ehrenamtlich tätige Damen vor allem in Sachsen und in den kleineren Gruppen zu finden waren.

In den 695 Fürsorgebezirken waren die Fürsorgestellen 176 mal in eigenen Heimen, 140 mal in Krankenhäusern, 153 mal in öffentlichen Gebäuden (unter diesen 1 mal in einer Kinderbewahranstalt! und 4 mal in einer Schule), 27 mal in Pfarrhäusern, Heilstätten, Sanatorien usw. (3 mal in Gastwirtschaften!) untergebracht. 76 hatten überhaupt kein bestimmtes Lokal, und außer diesen wurde in 99 Fällen die Fürsorge im Sprechzimmer des Fürsorgearztes erledigt. Mit wenigen Ausnahmen verfügten die Großstadtfürsorgestellen fast alle über eigene Heime, die auch gleichzeitig über mehr als 4 Räume hatten, während dieses bei der übergroßen Mehrzahl der Stellen in den 4 kleineren Gruppen nicht der Fall war. Meist standen (494 mal) 2 Räume oder weniger zur Verfügung. Mithin hatten mehr als zwei Drittel nicht die von PÜTTER gewünschte Raumzahl zur Ausübung ihrer Tätigkeit.

Eine entsprechende Beobachtung ist auch bei der Abhaltung der Fürsorgesprechstunden zu machen; in den 4 größten Gruppen mehr als eine wöchentliche Sprechstunde, meist sogar öfter als 2 mal in der Woche. Dagegen gehört in den kleineren Gruppen der mehrmalige

---

[1]) BRÄUNING: Der Stand der Tuberkulosebekämpfung in Pommern. Tuberkul.Fürs.-Blatt 1922, Nr. 1.

[2]) HESSE: Geschäftsbericht des D.Z.K. für das Jahr 1921—1922.

Sprechstundenbetrieb zu den Seltenheiten, wenn nicht dazu die tägliche ärztliche Sprechzeit Gelegenheit bietet. Sonst ist höchstens 1—2 mal im Monat oder nur nach Bedarf, oder, wie in 16 Fällen, überhaupt gar keine bestimmte Zeit dafür festgesetzt.

Soviel über die Organisation. Es geht daraus hervor, daß es sich bei den Auskunfts- und Fürsorgestellen im Jahre 1919 und 1920 in der größeren Mehrzahl um Gebilde erst neueren Datums ohne einheitliche Organisation und Ausstattung handelte.

a) Auffindung der Tuberkulösen.

In folgendem möchte ich zeigen, wie diese an sich verschiedenartigen Gebilde in den Kampf gegen die Tuberkulose eingegriffen haben und wie es mit der Erfüllung der Hauptaufgaben, der Auffindung und Versorgung der Tuberkulösen, bestellt ist. Hierüber könnten zunächst die jährlichen Besucherzahlen Aufschluß geben, wenn diese ordnungsmäßig registriert würden.

Die Zusammenstellung der Tabelle 5 aus den Jahren 1919 und 1920 zeigt, daß, wenn man nach GUMPRECHT[1]) mit über 1 Million Kranker

Tabelle 5. Besucherzahlen.

Länder- oder Größen-gruppe	1919		1920	
	Zahl der F.-Bez.	Besucher-zahl auf je 10 000 Einw.	Zahl der F.-Bez.	Besucher-zahl auf je 10 000 Einw.
1. Sachsen	37	450	95	195
2. Berlin-Brandenburg	20	340	36	326
3. Thüringen	30	137	46	280
4. Mitteldeutschland .	9	250	27	207
5. Schlesien	27	194	76	320
6. Ost-, Westpreußen, Pommern	15	220	46	280
7. Norddeutschland .	11	260	32	290
8. Schleswig-Holstein	—	—	18	59
9. Westfalen	23	580	153	196
10. Rheinland	28	163	26	170
11. Bayern	64	116	8	500
12. Süddeutschland . .	19	140	21	220
I. 0— 5 000 . .	19	400	82	382
II. 5— 15 000 . .	56	146	167	156
III. 15— 50 000 . .	117	109	235	145
IV. 50—100 000 . .	58	140	60	154
V. 100—250 000 . .	19	289	23	330
VI. 250—500 000 . .	9	486	10	354
VII. Über 500 000 . .	5	369	7	419
Insgesamt	283	274	584	261

[1]) GUMPRECHT: Weyls Handbuch der Hygiene. 2. Aufl. Bd. VIII, Abt. 3. 1921.

in Deutschland rechnet und es sich bei den Besuchern um Kranke handelte, der Besuch der Fürsorgestellen durchaus befriedigend wäre. Die höchste Frequenz hatte 1919 Westfalen, Sachsen und Berlin-Brandenburg und 1920 Bayern, Schlesien und Berlin-Brandenburg und von den Größengruppen die kleinste und die drei größten Klassen in beiden Jahren. Daß diese Zahlen wegen häufiger Doppelzählungen und Registrierung von Lebens- und Unterstützungsmittelempfängern nicht einwandfrei sind, geht auch schon aus der Tabelle 5 bei einem Vergleich der einzelnen Jahreszahlen, so z. B. von Westfalen, hervor, das im Jahre 1919 mit $580^0/_{000}$ die Rekordziffer und im Jahre 1920 nur $196^0/_{000}$ aufzuweisen hat. Das ist aber darauf zurückzuführen, daß die Fürsorgestelle Dortmund im Jahre 1919 über 70 000 Besucher meldete, im Jahre 1920 dagegen nur ca. ein Sechstel davon. Es dürfte wohl falsch sein, hier an einen solch enormen Rückgang im Jahre 1920 zu denken, der Unterschied beruht m. E. wohl lediglich auf verschiedener Zählmethode, deren man sich in den beiden Berichtsjahren bedient hat.

Wenn man außerdem mit diesen Zahlen die bei den Besuchern gestellten Diagnosen aus 176 resp. 141 Fürsorgestellen vergleicht (s. Tabelle 6), so sieht man, daß nur etwa $^1/_4$ bis $^1/_5$ der Besucher an einer sicheren Lungentuberkulose leidet, $^1/_{10}$ den Verdacht auf Tuber-

Tabelle 6. Diagnosen der Besucher.

Jahr-gang	Zahl der F.-Bez.	Be-sucherzahl auf je 10 000 Einwohner	Lungen-Tbk.	Tbk. anderer Organe	Tbk. der Haut	Tbk.-Verdacht	Kein Tbk.-Befund
			in % der Besucher				
1919	176	226	26,9	4,62	0,13	9,9	63,7%
1920	441	178	20,0	4,5	0,1	9,2	66,2%
			Auf je 10 000 Einwohner:				
1919	176	226	61	10	0,2	22	132,8
1920	441	178	48	10	0,2	22	87,8

kulose nahelegt und ca. $^1/_{20}$ Tuberkulose anderer Organe und der Haut aufzuweisen hat. Fast zwei Drittel aller Besucher hat gar keinen tuberkulösen Befund aufzuweisen, unter denen sich sicherlich viele negative und Umgebungsuntersuchungsergebnisse befinden werden.

Ebenso deutlich wird dieses nach Umrechnung auf je 10 000 Einwohner, dann kommen 226 resp. 198 Besucher auf je 10 000, von diesen hatten aber nur 61 resp. 48 Lungentuberkulose, nur 10 Tuberkulose anderer Organe und 22 Verdacht auf Tuberkulose aufzuweisen, alle übrigen ließen mit Ausnahme von 0,2 Tuberkulose der Haut keine tuberkulösen Befunde erkennen. 1920 waren aber nur 87,8 auf 10 000 ohne tuberkulösen Befund, während 1919 noch 132,8 ohne Tuberkulosebefund durch die Fürsorgestellen gingen.

Die meisten Tuberkulösen (einschließlich Tuberkulose anderer Organe und Verdacht, s. Tabelle 7) hatten unter ihnen, sowohl auf die Besucher wie auf je 10 000 Einwohner berechnet, die Fürsorgestellen in Thüringen, Westfalen, Rheinland und Süddeutschland einerseits

Tabelle 7. Die bei den Besuchern gestellten Diagnosen.
Berichtsjahr 1920.

Länder- resp. Größenklasse	Zahl der F.-St.	In % der Besucher:					Auf je 10 000 Einwohner:				
		Gesamtzahl aller Lungen-Tbk.	Darunter Offen-Tbk.	Tbk. anderer Organe	Tbk. der Haut	Tbk.-Verdacht	Gesamtzahl aller Lungen-Tbk.	Offen-Tbk.	Tbk. anderer Organe	Tbk. der Haut	Tbk.-Verdacht
1. Sachsen	77	22,5	6,8	3,05	0,14	11,4	34	10,5	4,7	0,22	17
2. Berlin-Brandenb.	30	21,2	4,6	2,8	0,03	9,7	62	13	7	0,08	28
3. Thüringen . . .	46	26,5	6,01	11,2	0,15	10,5	76	17	32	0,4	30
4. Mitteldeutschl. .	21	9,7	4,6	2,9	0,04	4,9	24	11	7	0,1	12
5. Schlesien . . .	36	11,1	5,2	6,3	0,19	8,65	21	11	24	0,4	16
6. Ost-, Westpreußen, Pommern .	36	8,1	3,1	6,9	0,07	11,5	16	6	13	0,15	22
7. Norddeutschl. .	27	15,9	2,4	5,9	0,068	8,9	49	7	19	0,21	28
8. Schl.-Holstein .	12	25,0	19,6	11,8	0,02	10,2	21	16	9	0,01	8
9. Westfalen . . .	109	28,3	6,7	4,79	0,16	16,5	58	13	9	0,3	34
10. Rheinland . . .	23	36,6	7,9	10,04	0,27	11,4	68	14	17	0,5	20
11. Bayern	7	3,6	3,4	0,22	0,011	0,6	18	17	1,1	0,05	2,9
12. Süddeutschl. . .	17	37,5	9,25	1,85	0,11	5,02	78	13	3,8	0,22	10,4
I. 0— 5 000 .	55	22,6	6,9	4,3	0,15	15,9	111	34	21	0,7	78
II. 5— 15 000 .	128	24,3	8,52	7,6	0,23	13,8	45	15	13	0,4	25
III. 15— 50 000 .	181	24,8	7,6	7,63	0,21	14,3	36	11	11	0,3	24
IV. 50—100 000 .	44	21,3	4,2	4,1	0,14	18,9	36	7	7	0,2	32
V. 100—250 000 .	20	24,6	6,5	3,5	0,08	8,16	60	16	8	0,2	20
VI. 250—500 000 .	9	15,3	4,01	5,8	0,05	7,08	51	13	19	0,16	23
VII. Über 500 000 .	4	17,1	3,53	2,64	0,02	2,62	64	13	10	0,07	9
Insgesamt	441	19,7	5,29	4,46	0,09	9,14	48	12	10	0,2	22

und die in der kleinsten und den 3 Klassen über 100 000 Einwohner andererseits. Von einzelnen Fürsorgestellen wären wegen ihrer besonders starken Zahl an Lungentuberkulösen (berechnet auf je 10 000 Einwohner) zu nennen: Leubnitz-Neu-Ostra (1210), Stetzsch (1110), Pulsnitz (146), Borstendorf (245), Roda (142), Orlamünde (353), Blankenburg (151), Samborn (390), Lippspringe (358), Sebnitz (252), Neundorf (207), Neustadt bei Koburg (192), Zella-Mehlis (156), Milla (267), Altenbeken (270), Herbede (261) und Gütersloh (232) zu erwähnen. Von größeren Bezirken sind die Fürsorgestellen in Solingen (157), Münster (202), Schöneberg (179), Bochum-Stadt (182), Saarbrücken (157), Kreis Mettmann (175) und Frankfurt a. M. (188) mitzuteilen. In der letzteren Fürsorgestelle waren, was besonders hervorzuheben ist, 98,3% allen Besucher sicher tuberkulös, welches Resultat nur in Thüringen vor

Orlamünde mit 100% übertroffen und in Sonneberg mit 95,2% und Roda mit 83,8% nahezu erreicht wird, nahe heran kommen ferner Solingen mit 81%, Borstendorf mit 76,4% und Bentheim mit 76%.

Da aber, wie vorher schon gesagt, diese Besuchs- und Fürsorglingsziffern kein eindeutiges Bild von der Auffindungstätigkeit der Fürsorgestellen im allgemeinen geben, so hat BRÄUNING[1]) vor einiger Zeit einige Normalzahlen aufgestellt, die eine Beurteilung ermöglichen sollen, inwieweit die Aufgaben in dieser Hinsicht erfüllt werden.

Er hat 1. zu errechnen versucht, ,,wieviel Neuaufnahmen etwa auf je 10 000 Einwohner nötig sind, um von allen Tuberkulösen und den Angehörigen der offenen Tuberkulösen Kenntnis zu erhalten. Nach den Berechnungen der Leipziger Allgemeinen Ortskrankenkasse kommen auf je 10 000 Versicherte in einem Jahr etwa 70 Neuerkrankungen an Tuberkulose. Um diese aufzufinden, ist es aber notwendig, eine nicht geringe Zahl von Tuberkuloseverdächtigen zu untersuchen, und zwar nach den Erfahrungen der Stettiner Fürsorgestelle, die nur Überweisungen von Ärzten und Behörden annimmt, mindestens halb so viel, also 35. Ferner müssen wenigstens alle Angehörigen der offenen Tuberkulösen aufgenommen werden. Da auf 10 000 Einwohner zur Zeit etwa jährlich 15 Neuerkrankungen an offener Tuberkulose kommen und nach der Erfahrung der Stettiner Fürsorgestelle auf jeden offenen Tuberkulösen etwa 3 Angehörige, so sind etwa 45 Neuaufnahmen von Familienmitgliedern der offenen Tuberkulösen nötig. Im ganzen sind also auf 10 000 Einwohner $70 + 35 + 45 = 150$ Neuaufnahmen nötig''.

BRÄUNING hat 2. festzustellen versucht, wieviel ärztliche Untersuchungen ungefähr notwendig sind, um den Anforderungen zu genügen: ,,Man pflegt anzunehmen, daß auf 1 Tuberkulosetodesfall 10 lebende Tuberkulöse (offene und geschlossene) kommen, also auf 10 000 zur Zeit $15 \cdot 10 = 150$. Sie müssen mindestens einmal jährlich untersucht werden. Dazu kommen die oben errechneten 150 Neuaufnahmen, wobei angenommen wird, daß die Neuerkrankungen an Tuberkulose im 1. Jahre mindestens 2 mal untersucht (einmal sind sie in den angegebenen 150 Tuberkulösen enthalten, einmal in den Neuaufnahmen). Nimmt man ferner an, daß die Angehörigen der offenen Tuberkulösen einmal jährlich untersucht werden, so kommen weitere 37,5 (Zahl der offenen Tuberkulösen, vgl. weiter unten) : 3 (Zahl der Angehörigen) = 112 Untersuchungen hinzu, von denen aber 45 abzuziehen sind, welche schon in den 150 Neuaufnahmen enthalten sind. Es bleiben also 67. Im ganzen sind mithin $150 + 150 + 67 = 367$ ärztliche Untersuchungen auf 10 000 Einwohner im Jahre notwendig.''

---

[1]) BRÄUNING: Der Stand der Tuberkulosebekämpfung in Pommern. Tuberkul.-Fürs.-Blatt 1922, Nr. 1.

3. hat BRÄUNING eine weitere Normalzahl errechnet, die es erlaubt zu beurteilen, „wieviel Prozent aller offenen Tuberkulösen zur Kenntnis der Fürsorgestelle kommen. Die Sterblichkeit an Lungentuberkulose beträgt zur Zeit etwa 15 auf 10 000, die durchschnittliche Lebensdauer der offenen Tuberkulösen beträgt nach den Feststellungen der Stettiner und anderer Fürsorgestellen $2^1/_2$ Jahre, also beträgt die Zahl der lebenden offenen Tuberkulösen 15 : 2,5 = 37,5".

Tabelle 8. Neuaufnahmen.

Länder- oder Größen-gruppe	1919		1920	
	Zahl der F.-Bezirke	Zahl der Neuaufnahmen auf je 10 000 Einw.	Zahl der F.-Stellen	Zahl der Neuaufnahmen auf je 10 000 Einw.
1. Sachsen	37	60	90	81
2. Berlin-Brandenburg	20	102	36	103
3. Thüringen	30	107	46	133
4. Mitteldeutschland .	9	63	24	62
5. Schlesien	27	71	43	58
6. Ost-, Westpreußen, Pommern	15	45	45	43
7. Norddeutschland .	11	89	31	98
8. Schleswig-Holstein	—	—	16	46
9. Westfalen	23	220	149	98
10. Rheinland	28	60	26	56
11. Bayern	64	49	7	85
12. Süddeutschland . .	20	41	20	64
I. 0— 5 000 . .	19	285	73	293
II. 5— 15 000 . .	56	95	152	105
III. 15— 50 000 . .	117	60	213	73
IV. 50—100 000 . .	58	41	57	62
V. 100—250 000 . .	20	60	22	71
VI. 250—500 000 . .	9	190	10	85
VII. Über 500 000 . .	5	83	6	84
Insgesamt	284	84	533	82

Der Anforderung von 150 Neuaufnahmen auf je 10 000 Einwohner entspricht, wie der Zusammenstellung in Tabelle 8 zu entnehmen ist, nur Westfalen im Jahre 1919 allein von allen Ländergruppen und die kleinste der Größenbezirke in beiden Jahren mit 285 resp. 293 auf je 10 000, außerdem im Jahre 1919 die 6. Größenklasse mit 190 auf je 10 000.

Viel erfreulicher wird dagegen das Bild, wenn man hier die Zahl der einzelnen Fürsorgestellen heranzieht, von denen 1920 nach der HESSEschen Zusammenstellung des D.Z.K. schon 107 diese BRÄUNINGsche Normalzahl erreichen oder sogar erheblich übertreffen. Außer diesen erreichten nach meinen Feststellungen weitere 16 Bezirke[1]) diese Idealzahl, so daß schon insgesamt 123 diese zu verzeichnen hatten. Die meisten Idealzahlen waren insgesamt in Westfalen, Schlesien und Thüringen zu finden, aber auch Sachsen und Berlin-Brandenburg blieben nicht weit zurück. Diese günstigen Ziffern verteilen sich fast gleichmäßig auf die drei kleineren Fürsorgegruppen, während in den Bezirken über 50 000 Einwohner nur ganz vereinzelte Stellen diesen Anforderungen genügten. Das beweisen auch weiter die Ziffern einiger größeren Fürsorgestellen, die in Tabelle 9 für die beiden Berichtsjahre

Tabelle 9.
Neuaufnahmeziffern und Tuberkulöse resp. Verdächtige unter ihnen auf je 10 000 Einwohner.

Im Jahre	Leipzig		Dresden		Charlottenburg		Berlin L. V. t.		Stettin		Halle		Nürnberg		Hamburg		Mannheim	
	Zu-gang	Tbk.	Zu-gang	Tbk.	Zu-gang	Tbk.	Zu-gang	Tbk.	Zu-gang	Tbk.	Zu-gang	Tbk.	Zu-gang	Tbk.	Zu-gang	Tbk.	Zu-gang	Tbb
1920	45,1	30	117,3	66,7	200	110	75	19	178,6	75,1	62	20	129	77	131	64,8	96,5	37
1919	47,7	31	97,8	50,8	210	83	110	31,5	136,8	66,4	83	25,5	87	61	115	16	90	28
1818	47,9	29	77,3	47,5	185	66	92	23	120,7	72,0	54,5	22,5	63	46	61	8	54,5	
1917	31,0	17,3	44,7	28,2	145	75	67	16	77,4	44,0	43	?	35	26	37	5	40	
1916	26,3	14	30,7	20,9	105	52	47	12	74,3	31,0	30,5	?	43,5	32	?	?	48,5	
1915	23,6	14	34,8	21,6	95	43	31	5,9	53,1	26	36	?	29		37	8,4	60	
1914	21,7	14,2	50,3		110	57	51	12	57,7	28,0	63,5	18,5	61				67	
1913	27,2	19,2	74,4						60	23	72,5	17	77					
1912	21,1	19	69,9						67,3	27	48	?	58					
1911	30,8	21	73,3						63,3	26			60					
1910	33,5	19											55					
1909	32,5	19·											50,5					
1908	34,5	27,5											48					
1907	28,5	24,5											32					
1906	15	14											14					

und aus früherer Zeit zusammengetragen sind. Trotz intensivster Mühewaltung ist es nur Charlottenburg in den 3 letzten Jahren und Stettin im Jahre 1920 gelungen, der Forderung BRÄUNINGS zu entsprechen.

Bei diesen Neuaufnahmen handelte es sich, wie aus Berichten von 79 resp. 281 Fürsorgestellen aus den Jahren 1919/20 zu ersehen ist (s. Tabelle 10), im Jahre 1919 zu 20,2% um sichere Lungentuberkulose (darunter 4,1 offene), zu 3,4% um Tuberkulose anderer Organe und der Haut und zu 7,3% um Tuberkuloseverdacht, während im Jahre 1920 schon wesentlich mehr Erkrankte festgestellt und nur mehr bei

---

[1]) Stetzsch, Leubnitz-Neuostra, Sebnitz i. Sa., Weißensee, Wilmersdorf, Charlottenburg i. Brdbg., Blankenburg, Milla, Jena, Eisenach i. Thür., Schönberg, Grünberg i. Schl., Hamburg i. Norddeutschl., Stockum, Lübbecke i. Westf. und Darmstadt i. Süddeutschl.

Tabelle 10. Diagnosen der Neuaufnahmen.

Jahrgang	Zahl der F.-Bez.	Neu-aufnahmen auf je 10 000 Einwohner	Lungen-Tbk.	Offen-Tbk.	Tbk. anderer Organe	Tbk.-Verdacht
1919	79	142	20,2 %	4,1 %	3,35 %	7,3 %
1920	281	88	25,9 %	7,7 %	8,7 %	21,2 %

Auf je 10 000 Einwohner:

Jahrgang	Zahl der F.-Bez.	Neu-aufnahmen auf je 10 000 Einwohner	Lungen-Tbk.	Offen-Tbk.	Tbk. anderer Organe	Tbk.-Verdacht
1919	79	142	28	5	4	10
1920	281	88	23	6	7,7	18

44% kein Tuberkulosebefund gegen 70% im Vorjahre erhoben werden konnte. Ebenso ist auch das Resultat bezüglich der aufgefundenen Tuberkulosekranken, berechnet auf je 10 000 Einwohner, 1920 besser als für 1919, indem nämlich ca. 49 neu aufgenommenen Tuberkulösen und Verdächtigen 42 aus dem Vorjahre gegenüberstehen, trotzdem die Zahl der Neuaufnahmen an sich zurückgegangen war. Diese Zahlen der wirklich Tuberkulösen bleiben aber noch wesentlich hinter den 70 nach der Leipziger Ortskrankenkassenstatistik anzunehmenden jährlichen Neuerkrankungen zurück, ebenso auch die Zahlen der Offentuberkulösen hinter den mit 15 nach den Stettiner Erfahrungen zu erwartenden Neuerkrankungen dieses Stadiums (4,1 und 7,7). Erreicht werden die Leipziger Neuerkrankungsziffern jetzt schon von einzelnen Gruppen, so z. B. in Thüringen, Schlesien und Westfalen und in den zwei kleinen und der 5. und 6. Größenklasse. Die Stettiner Offentuberkulösenzahl von 15 pro Jahr wurde 1919 von Schlesien, 1920 von Schleswig-Holstein und in den beiden Jahren von der kleinsten Gruppe erreicht, nahe heran kamen Thüringen (1920), Westfalen (1919/20), 2. Klasse (1919/20), 3. Klasse (1919) und 5. Klasse (1920).

Weit übertroffen werden diese Ziffern schon von vielen Fürsorgestellen, so hatten auf je 10 000 Einwohner berechnet unter ihren Neuzugängen an sicheren Lungentuberkulösen Lippspringe 358, Orlamünde 353, Samborn 330, Altenbeken 270, Milla 266, Borstendorf 245, Gütersloh 192, Blankenburg 151, Pulsnitz 146, Schönberg 125. Über 75 hatten Lichtentanne, Westerholt, Wiedenbrück, Meißen, Eisenach, Weißstein, Königsteele, Eßlingen und ebenso Nürnberg (77). Daß auch hier erst wieder jahrelange Mühe vor allem Tuberkulöse oder Verdächtige in die Fürsorgestellen bringen kann, zeigt die Zusammenstellung in Tabelle 9, in der wieder die Ziffern von Charlottenburg und Stettin und dann auch noch von Dresden und Nürnberg besonders bemerkenswert, die Zahlen von Leipzig, Berlin (L.V.A.) und Halle dagegen ziemlich unbefriedigend sind. Auch hatten 43 Fürsorgestellen mehr als 15 auf 10 000 neuerkrankte Offentuberkulöse zu verzeichnen, unter denen besonders Samborn (203), Borstendorf (113), Schönberg (100), Wiedenbrück (195), Pulsnitz (87), Lichtentanne (83), Iserlohn (68), Orlamünde (58) und Westerholt (56) hervorzuheben sind.

Ein besonders großer Prozentsatz sicher Tuberkulöser unter den Neuzugängen war in Orlamünde und Lichtentanne mit 100%, weiter in Schlettau i. S. 88,8%, Liebau i. Schl. 82,3%, Eckernförde 81,6%, Sonneberg i. Th. 80,5% und in Rathenow mit 80,9%, ferner noch in Borstendorf, Zella-Mehlis, Neustadt i. Schleswig-Holstein, Annaberg, Lüdenscheid, Altena und Nürnberg.

Die Berichte der größeren Mehrzahl der Fürsorgestellen lassen aber auch erkennen, daß noch viel Nichttuberkulöse unter den Neuaufnahmen vorhanden sind, die den Arbeits- und Finanzetat der Fürsorgestellen sehr belasten, so z. B. 1919 gegen 70% und 1920 noch über 44%. Diese Mehrarbeit wird aber wohl von den meisten Fürsorgestellen geleistet werden müssen, um hier schließlich zu besseren Ergebnissen zu gelangen. Sehr deutlich wird dieses aus einer Zusammenstellung KAYSERS aus der Leipziger Lungenfürsorgestelle an den in Fürsorge aufgenommenen Neuzugängen der Jahrgänge 1906—19, die 2794 Patienten mit dem Namensanfangsbuchstaben A—H umfaßt. Während in den ersten Jahren der Fürsorgearbeit die Fürsorglinge meist dem ersten und zweiten Stadium angehörten, änderte sich das mit Vertiefung der Fürsorgearbeit allmählich dahin, daß in dem 2. Teil der Beobachtungszeit die Schwertuberkulösen des 3. Stadiums schon fast die Hälfte aller Fürsorglinge ausmachte und im letzten Viertel des ganzen Zeitraumes zusammen mit den Kranken des 2. Stadiums fast $^2/_3$ der Patienten umfaßten (s. Tabelle 11). Mit Recht weist KAYSER darauf hin, daß die gehäufte

Tabelle 11.

Zahl der in die Fürsorge Eintretenden und Häufigkeitsverhältnis der einzelnen Stadien zueinander. (Nach KAYSER.)
Beobachtungsperioden.

Stadien	1906—1910	1911—1913	1914—1916	1917—1919	1906—1919
0	20 = 3,6%	23 = 3,6%	24 = 4,7%	31 = 2,%	98 = 3,6%
?	101 = 18,2%	132 = 20,9%	109 = 21,4%	204 = 18,7%	546 = 20,2%
I	197 = 35,4%	131 = 20,7%	87 = 17,1%	163 = 14,9%	578 = 21,4%
II	127 = 22,8%	151 = 23,4%	89 = 17,5%	202 = 18,5%	569 = 21,1%
III	111 = 20,0%	196 = 31,0%	201 = 39,4%	495 = 45,4%	1003 = 37,1%
0—III	556 = 100%	633 = 100%	510 = 100%	1095 = 100%	2794 = 100%

Erfassung der Schwertuberkulösen nicht nur mit dem Anstieg der Tuberkulose in der Kriegszeit zusammenhängen kann, da diese Veränderung sich schon vor dem Auswirken der Kriegs- und Blockadezeit (1911—1916) bemerkbar machte. Vielmehr ist anzunehmen, daß sie mindestens teilweise auf dem Bestreben der Fürsorgestelle beruhte, die schweren Formen der Tuberkulose vollständiger zu erfassen.

Das Vorgehen der Leipziger Fürsorgestelle erscheint mir sehr nachahmenswert, dürfte aber in den meisten Fürsorgebezirken noch sehr selten gehandhabt werden. Überhaupt wird in den Berichten selten eine Stadieneinteilung der neu zugegangenen Lungentuberkulösen bekanntgegeben, mir liegen solche nur aus dem Jahre 1919 aus 15 Fürsorgebezirken mit 2 445 733 Einwohnern und 26 705 Neuzugängen vor. Unter diesen waren nur 20,2% sichere Lungentuberkulöse, und unter diesen waren 51,3% Kranke des 1., 27,3% des 2., und nur 21,5% Erkrankte des 3. Stadiums. Also im Gegensatz zu Leipzig über die Hälfte Leichttuberkulöse und dazu neben der geringen Ziffer von 20,2% sicherer Lungentuberkulose nur noch 8,7% Tuberkuloseverdacht und 7,02% Tuberkulose anderer Organe, alle anderen Neuzugänge (64%) hatten überhaupt keine tuberkulösen Erkrankungen aufzuweisen.

Die Zahl der in den Jahren 1919 und 1920 aufgefundenen Tuberkulösen und Verdächtigen ist also in einer ganzen Reihe von Fürsorgegruppen und besonders von einzelnen Fürsorgestellen schon ziemlich groß, recht erheblich aber auch noch die Zahl der Nichtkranken im Jahre 1919, die die Fürsorgestellen aufgesucht und dadurch unnötig den Arbeits- und Finanzetat belastet haben. Das hätte aber vermieden werden können, wenn die Zuweisung der Kranken an die Fürsorgestellen häufiger durch die in Betracht kommenden Behörden, Krankenkassen, Landesversicherungsanstalten, Krankenhäuser, Heilstätten, Schulen usw., vor allem aber durch die behandelnden praktischen Ärzte erfolgt wäre.

Wie es aber mit diesen Überweisungen bestellt ist, zeigt die Tabelle 12, die auch gleichzeitig ein Bild davon abgibt, wie es sich mit der so oft und energisch geforderten Zusammenarbeit mit den anderen in Betracht kommenden Faktoren verhält. Die hier in Betracht kommenden Zahlen standen mir aus 195 Fürsorgestellen für 1919 und aus 367 für das Jahr 1920 zur Verfügung. Aus ihnen geht nun hervor, daß nur ca. 25% der Fürsorglinge durch die Ärzte, ca. 10% durch Behörden, Ämter usw. überwiesen wurden, weit über 40% kamen entweder von selbst oder wurden durch die Fürsorgestelle selbst ermittelt. Nur geringe Bruchteile kamen durch die Schulen, Krankenhäuser und Heilstätten und auch nicht viel mehr von den Landesversicherungsanstalten und den Krankenkassen zur Fürsorgestelle, was um so bedauerlicher ist, als doch gerade von diesen Faktoren recht häufige und wichtige Meldungen erhalten werden könnten. Als die wichtigsten sind jedoch, wie schon häufig betont, die der Ärzte anzusehen, und da haben die in Sachsen, Bayern, Rheinland und die der 5. und 6. Größenklasse die meisten Patienten in beiden Jahren überwiesen. Die hier erhaltenen ärztlichen Überweisungsziffern sind noch viel zu gering, da höchstens 45% als höchste Zahl erreicht wird. Die beste Zusammenarbeit mit

Tabelle 12. Überweisungen der Neuaufnahmen.

Länder- und Größengruppen	Zahl der Neu-aufnahmen auf je 10 000 Einwohner		Durch Schu-len, Lehrer, Geistl. usw.		Durch Behör-den, Ämter, Gemeinden, andere F.-Stellen usw.		Durch L.V.A.		Durch Kranken-kassen		Durch Kran-kenhäuser u. Heilstätten		Durch Für-sorgestelle selbst er-mittelt		Selbst gemeldet		Durch Ärzte	
	1919	1920	1919	1920	1919	1920	1919	1920	1919	1920	1919	1920	1919	1920	1919	1920	1919	1920
1. Sachsen	63	60	0,9%	5,6	11,6	6,9	7,2	6,4	0	3,4	2,2	1,2	10,6	9,6	13,7	17,7	40%	36,5
2. Berlin-Brandenburg	137	130	1,2	3,5	5,3	6	1,9	0,8	1,2	2,5	1,2	0,9	14,8	19,8	38,7	34,7	29%	27,8
3. Thüringen	107	130	0	1,3	8,6	6,2	10,3	4,9	4,1	2,1	0,0	0,6	25,7	21,6	34,9	33,4	16,7	21,2
4. Mitteldeutschland .	65	61	5,6	18,9	10,3	7,3	2,7	7,4	11,9	10,9	7,0	2,3	6,8	15	42	23,8	12,6	11,0
5. Schlesien	76	67	3,4	3,7	7,1	9,0	6,8	6,3	6,7	4,8	3,3	20	17,5	17,8	41,3	42,2	7,2	6,6
6. Ost-, Westpreußen, Pommern	73	65	2,0	1,14	14,1	4,7	1,2	1,5	1,9	31,1	1,3	0,7	14,7	19,3	20,9	19,8	45,3	14,5
7. Norddeutschland .	102	105	2,2	2,7	0,2	22,2	5,5	7,0	1,6	3,0	12,0	1,2	30,6	16,4	34,0	31	12,9	13,8
8. Schleswig-Holstein	—	34	—	0,3	—	7,4	—	7,8	—	0,2	—	0,2	—	12	—	53,6	—	18,1
9. Westfalen	113	90	0	7	0,5	8,3	3,2	3,2	0,3	0,7	0,5	1,0	16	24	39,4	24	11,0	26,0
10. Rheinland	66	52	12,8	13,4	16,3	9,8	4,3	5,7	1,2	1,4	2,8	2,9	18	17,1	15,1	14,7	29,2	33,0
11. Bayern	53	87	2,4	3,1	9,4	8,2	5,6	1,0	3	1,5	1,9	3,3	10,8	19,9	19,6	40,6	33,6	35,7
12. Süddeutschland . .	51	60	6,0	11,2	8,8	11,8	17,3	20,6	11,7	3,03	8,7	6,6	15,9	12,0	3,4	16,0	27,6	27,6
0— 5 000	140	206	0,7	1,7	2,5	3,4	7,5	3,6	0,4	1,4	0	0,3	12,2	20,3	43,8	31,7	32,8	21,5
5— 15 000	109	100	1,5	4,2	7,3	6,04	5,3	3,1	1,7	0,9	0,8	1,8	22,2	22,3	30,8	23,97	21,6	30,5
15— 50 000	67	73	2,2	3,9	9,5	7,7	5,4	6,0	7,1	3,8	1,7	1,2	22,6	17,9	40,8	33,2	14,7	15,3
50—100 000	48	63	3,2	7,6	7,5	11,3	7,4	6,4	1,9	5,1	1,9	1,03	15,4	20,9	28,9	30,9	21,5	20,4
100—250 000	73	80	6,5	8,4	10,8	7,1	8,8	7,4	4,1	12,7	1,5	2,6	13,5	15,4	13,5	18,8	41,6	31,8
250—500 000	88	86	3,5	6,9	6,5	8	3,5	4,7	3,5	2,2	4,9	2,3	11,9	16,3	27,0	21,6	31,8	32,6
Über 500 000	84	90	2,3	3,02	7,7	17,04	5,6	3,8	0,8	2,4	7,6	1,9	19,6	17,3	21,8	34,1	23,6	22%
1919 = 195 F.-B. / 1920 = 367 F.-B.	75	80	3,34	5,6	8,2	9,5	5,9	5,4	3,2	4,8	3,9	1,8	16,7	17,9	21,1	27,4	26,9	23,8

allen fraglichen Faktoren hatte rein zahlenmäßig durchwegs die
5. Größengruppe von 100 000—250 000 Einwohnern für beide Jahre
aufzuweisen.

Viel befriedigender sind hier schon die Berichte der einzelnen Fürsorgestellen aus dem Jahre 1920. Ich konnte 47 feststellen, deren
Patienten zu über 50% von den Ärzten überwiesen waren. 11 Fürsorgestellen von diesen, nämlich Crottendorf, Sundern, Neu-Beckum, Neuen-
rade, Südlohn, Bentheim, Fredeburg, Uedem, Polzin, Weitmar und
Dortmund-Land hatten von allen ihren Fürsorglingen Kenntnis durch
die praktischen Ärzte bekommen, weitere 17 (Pulsnitz, Vetzschau,
M-Langenöl, Sebnitz, Milla, Warza, Lüdenscheid, Halver, Altenbecken,
Ahlen, Wipperfürth, Kamenz, Seelow, Gladbeck, Stettin, Saarbrücken
und Frankfurt a. M.) mehr als 80%. Wie schwer aber die Ärzteschaft,
die leider noch viel zu ablehnend diesem Zweige der Fürsorgetätigkeit
gegenübersteht, mancherorts zu solchen Meldungen zu bringen ist,
zeigt Tabelle 13. Sehr vielsagend sind die Meldeziffern in Halle, Solingen

Tabelle 13.

Überweisungen durch die Ärzte in Prozent der Neuaufnahmen.

Im Jahre:	Leipzig	Stettin	Halle	Dresden	Charlottenburg	Solingen	Hamburg	Mannheim	Nürnberg
1920	63,5	78,6	16,0	30,4	36	7	14	51,5	47,6
1919	61,5	64,4	11,0	28,5	38	11,5	12	38,0	44
1918	55,5	66,4	2,5	25,0	36,5	9	22	32	45
1917	53,0	56,4	8,7	22,4	?		21	30	41
1916	47	48,6	?	27	?		22	34	
1915	44,5	40,3	17,0	20,2	?		22,5	26	
1914	46	48,4	6,2	20,2	33			16,5	
1913	46	37,4	4,0	21,7	?				
1912	43	35,8	3,6	22,1	?				
1911	37	38,8	?	22,1	?				

und Hamburg, während andererseits Leipzig, Stettin und Mannheim
Beispiele dafür abgeben, daß es doch nach jahrelanger zäher Arbeit
gelingt, den größten Teil der Patienten durch die praktischen Ärzte
des zugehörigen Bezirkes zugewiesen zu bekommen.

Besonders wertvoll ist auch die Mitarbeit der Schulärzte, die leider
heute noch viel mehr zu wünschen übrigläßt, was um so bedauerlicher
ist, als doch keiner anderen Stelle so die Möglichkeit gegeben wird,
so viele Menschen gelegentlich der Schülerreihenuntersuchungen unter
die Hände zu bekommen. Die Fürsorgestelle kann deshalb auf die
Mitarbeit der Schulärzte und Schulschwestern keinesfalls verzichten.

Besonders günstige Schulmeldungsziffern mit über 50% hatten
Brunndöbra, Großalmenrode, Nordhausen, Zerbst und Kassel, weitere
14 über 20% (Hermsdorf, Barntrup, Annaberg, Küstrin, Langenbielau,

Bamberg, Heidelberg-Stadt, Freiburg, Gelsenkirchen, Kreis Mettmann, Mainz, Chemnitz, Essen und Düsseldorf). Im allgemeinen fließen die Meldungen von dieser Seite doch noch viel zu spärlich, wie die Erhebungen auch früherer Jahre besonders aus Leipzig und Dresden aus der Tabelle 14 erkennen lassen; befriedigende Unterstützung hat man dagegen schon in Halle und Mannheim auch von dieser Seite erfahren.

Tabelle 14.

Überweisungen durch Schulen und Schulärzte in Prozent der Neu-aufnahmen.

Im Jahre:	Leipzig	Dresden	Halle	Mannheim
1920	2,5	?	6,9	10,9
1919	0	1,9	13,4	3,6
1918	0	3,4	2,4	3,0
1917	0	3,4	6,1	4,9
1916	0	1,7	?	3,8
1915	0	1,9	?	4,4
1914	0	?	6,8	8,0
1913	0	1,1	13,7	?
1912	0	1,2	38,5	?
1911	0	2,0	?	?

Die meisten Meldungen durch Behörden, Ämter usw. waren in Trebsen, Orlamünde, Nothemb, Loschwitz, Saalfeld und Bremen mit über 40%, weitere 13 über 20%. Von seiten der Landesversicherungsanstalten wurden am besten 11 Fürsorgestellen (Schönheide, Meißen, Altenburg, Hemer, Eßlingen, Heidelberg-Stadt, Leipzig-Land, Kassel, Mannheim, Bremen und Stuttgart L.V.A.) mit Zuweisungen versorgt, die zwischen 20—35% aller Neuzugänge ausmachten.

Nur wenige Fürsorgestellen hatten größere Patientenzugangsziffern durch die Krankenkassen, und zwar nur Meißen, Bamberg, Lauenburg (51,4%), Bielefeld-Stadt, Erfurt (35,7%) und Stuttgart L.V.A., die 20 bis 25% der Neuzugänge betrugen. Bedauerlicherweise haben von dieser Seite gerade die schon ganz gut arbeitenden Fürsorgestellen in großen Städten (mit Ausnahme von Frankfurt) fast kaum Meldungen erhalten, Leipzig, Dresden, Stettin, Nürnberg und Lübeck seit dem Jahre 1912 überhaupt keine; die von Hamburg, Charlottenburg höchstens bis zu 3% ihrer Meldungen, meist aber auch viel weniger (s. Tabelle 15).

Etwas besser, wenn auch noch lange nicht befriedigend, war schon die Zusammenarbeit mit der L.V.A., die durchschnittlich mit 5—6% an der Zuweisung der Zugänge beteiligt war. Auch in den größeren Städten sind in dieser Hinsicht die Verhältnisse besser, besonders in Mannheim, Dresden und Frankfurt, während in Stettin, Halle und Leipzig leider ein Nachlassen der Überweisungen von seiten der L.V.A. im Laufe der Jahre zu beobachten ist (s. Tabelle 16).

Tabelle 15.

Überweisungen durch die Krankenkassen in Prozent der Neuaufnahmen.

Im Jahre:	Leipzig	Stettin	Halle	Dresden	Charlottenburg	Hamburg	Nürnberg	Frankfurt	Lübeck
1920	0	0	0,6	0	0,9	3,1	0	12,4	0
1919	0	0	0,4	0	0,5	1,7	0	30,5	0
1918	0	0	0,9	0	0,5	2,3	0	0	0
1917	0	0	2,9	0	?	0,6	0	?	0
1916	0	0	0	0	?	?	0	?	0
1915	0	0	0	0	?	0,3	0	?	0
1914	0	0	0	0	?	?	0	?	0
1913	0	0	0	0	?	?	0	?	0
1912	0	0	0	0	?	?	0	?	0

Tabelle 16.

Überweisungen durch die Landes-Vers.-Anst. in Prozent der Neuaufnahmen.

Im Jahre:	Leipzig	Stettin	Halle	Dresden	Charlottenburg	Hamburg	Mannheim	Nürnberg	Frankfurt
1920	2,4	0,37	1,2	?	0,5	5,5	34,5	2,3	6,6
1919	0,3	0,8	1,7	14	0,6	5,4	34,2	5,2	8,7
1918	1,1	0,4	3,6	12,1	0,7	2,1	26,6	4,7	
1917	1,1	0,47	4,2	12,9		4,2		5,3	
1916	1,0	2,1	?	18		?			
1915	0,8	3,4	0	17,3		2,3			
1914	3,3	9,1	5,3	?					
1913	3,9	9,7	9,2	8,5					
1912	4,8	10,1	16,6	9,1					
1911	4,9	13,6		11,8					
1910				13,4					
1909				10,2					
1908				7,8					

Von besseren Zugangsziffern durch Krankenhäuser und Heilstätten wäre nur Stuttgart L.V.A. mit 39,3%, Landstuhl i. B. 31,9%, Kreuzburg 23%, Frankfurt a. M. 17,6%, Mannheim 14,8%, Vetzschau 13,6% und Steinach mit 12% erwähnenswert.

Diese mitgeteilten Zahlen dürften wohl gezeigt haben, daß das Überweisungswesen in vielen Fürsorgestellen und Bezirken noch sehr der Verbesserung bedarf, und daß die Selbstmeldungen und die durch die Fürsorgestellen ermittelten in manchen Bezirken fast mehr als 50 oder gar 60% ausmachen, wie z. B. in Berlin-Brandenburg, Thüringen, Schlesien, Schleswig-Holstein und Bayern, vor allem in den kleineren Gruppen unter 100 000 Einwohnern und ebenso in den ganz großen Städten mit über 500 000. Ob unter diesen Umständen die Verwirklichung der Forderung nach ausschließlich ärztlichen Überweisungen

für die Entwicklung der Arbeit des Fürsorgestellenwesens ratsam
wäre, möchte vorderhand doch noch mehr als fraglich erscheinen, zumal
die Zusammenstellung (Tabelle 17) jahrelanger Feststellungen erkennen
läßt, daß selbst große Fürsorgestellen, wie z. B. die in Halle, Dresden,
Charlottenburg und Nürnberg, unter ihren Neuzugängen jährlich fast
mit 40% Eigenmeldungen zu rechnen haben.

Tabelle 17. Selbstmeldungen in Prozent der Neuaufnahmen.

Im Jahre:	Leipzig	Halle	Dresden[1])	Charlottenburg	Nürnberg
1920	15,3	43,6	?	35,4	24,9
1919	17,7	40,5	23,4	41,8	30,6
1918	8,5	45,6	30,4	37,3	31,3
1917	8,4	37,2	9,6	?	23,4
1916	10,1	?	6,9	?	?
1915	12,8	29,6	30,6	?	?
1914	14	28,4	?	40,1	?
1913	12,7	39	75,2	?	?
1912	17,1	?	4,5	?	?
1911	22,5	?	35,5 (?)	?	?
1910	?	?	31,4	?	?

Wichtig für die Beurteilung der Fürsorgetätigkeit bezüglich der
Auffindung der Tuberkulösen sind, wie eingangs dieses Abschnittes
ausgeführt, nach BRÄUNING weiter die jährlichen Untersuchungszahlen.
Er verlangt 367 ärztliche Untersuchungen pro je 10 000 Einwohner.
Diese Normalzahl 367 wurde im Jahre 1920 von Thüringen nahezu
erreicht (s. Tabelle 18) und nur von der kleinsten Fürsorgegruppe mit
379 überschritten. Gute Zahlen hatten weiter wieder Westfalen, Bayern,
Norddeutschland und Berlin-Brandenburg und die 2., 5. und 6. Größengruppe. Von einzelnen Fürsorgestellen haben nach HESSES Zusammenstellung 109 Fürsorgestellen im Jahre 1920 schon diese Idealzahl aufzuweisen, nach meinen Erhebungen kommen weitere 15 hinzu, und
zwar von der kleinsten Gruppe Elterlein (591), Stockum (1293), Wesecke
(1220) und Lippspringe (680) in Westfalen, von der 2. Sebnitz i. S.
(2573) und Laer i. W. (923), von der 3. Eberswalde (705), Weissensee
i. Br. (501), Bublitz i. P. (372), Witten i. W. (432) und Neuß i. Rh. (536),
von der 4. Bielefeld-Stadt (367), von der 5. Wilmersdorf i. Br. (654),
von der 6. Gruppe Charlottenburg mit 695 und schließlich von der
7. Hamburg mit 434 auf 10 000. Daß hier aber von Jahr zu Jahr die
Ziffern besser werden, zeigt die Zusammenstellung in Tabelle 19, aus
der hervorgeht, daß Charlottenburg bereits seit dem Jahre 1914 der

---

[1]) Selbstmeldungen waren nicht genau zu ermitteln, da die durch die Fürsorgestelle Angeforderten mit inbegriffen sind.

Idealforderung genügte, während dieses bei Nürnberg, Stettin und Solingen erst seit dem Jahre 1919 und in Hamburg erst im Jahre 1920 der Fall war. Auch die übrigen lassen fast durchwegs im Laufe der Jahre eine Zunahme der Fürsorgearbeit in dieser Hinsicht erkennen.

So erfreulich diese Ergebnisse in den einzelnen Fürsorgestellen auch sein mögen, so sagen sie uns bezüglich der wirklich aufgefundenen

Tabelle 18. Untersuchungszahlen 1920.

Länder- resp. Größengruppe	Zahl der F.-Bezirke	Untersuchungszahlen auf je 10000 Einwohner
1. Sachsen	69	161
2. Berlin-Brandenburg .	34	244
3. Thüringen	45	357
4. Mitteldeutschland . .	19	135
5. Schlesien	31	146
6. Ost-, Westpreußen, Pommern	40	148
7. Nord-Deutschland . .	26	283
8. Schleswig-Holstein . .	12	207
9. Westfalen	117	264
10. Rheinland	18	159
11. Bayern	5	258
12. Süddeutschland . . .	19	135
I. 0— 5 000	49	379
II. 5— 15 000	125	312
III. 15— 50 000	184	221
IV. 50—100 000	49	145
V. 100—250 000	20	284
VI. 250—500 000	8	300
VII. Über 500 000	5	173
Insgesamt	436	214⁰/₀₀₀

Tabelle 19. Untersuchungszahlen (berechnet auf 10 000 Einwohner).

Im Jahre	Leipzig	Dresden	Charlottenburg	Berlin L.V.A.	Nürnberg	Stettin	Halle	Hamburg	Solingen	Mannheim
1920	111,0	233,2	695	220	595	478	130	434	?	120
1919	110,4	162,6	685	265	370	417	188	255	370	90
1918	105,8	109,1	595	205	200	305	155	155	235	49
1917	77,1	70,3	470	155	102	135	110	120	125	43
1916	73,8	48,9	465	120	125	165	83	?	55	41
1915	69,2	47,5	440	75	120	110	92	130	46	55
1914	60,9	111,8	420	92	225	95	180		55	51
1913	78,4	222,8			265	91	170		46	
1912	81,5	164,9			240	83	105		29	
1911	85,5	165,3			210	61				
1910	69,5				181					

Tuberkulösen nur wenig, solange die hohen Untersuchungsziffern nicht auch von einem hohen Prozentsatz tatsächlich Tuberkulöser gefolgt sind. Darüber schweigen sich aber viele, wenn nicht sogar die meisten aus. Für einige wenige Fürsorgestellen ist es mir aber doch gelungen, verwertbare Ziffern zusammenzustellen (s. Tabelle 20). Entsprechend den vorhin mitgeteilten steigenden Untersuchungszahlen ist auch eine Zunahme der in den Fürsorgestellen bekannten Tuberkulösen festzustellen. Bemerkenswert ist bei einem Vergleich dieser Ergebnisse mit denen der Tabelle 19, daß in einzelnen Bezirken (besonders Leipzig

Tabelle 20.
In den Fürsorgestellen bekannte Tuberkulöse (berechnet auf 10 000 Einwohner).

Im Jahre	Leipzig $^o/_{000}$	Berlin (L.V.A.) $^o/_{000}$	Char-lottenburg $^o/_{000}$	Hamburg $^o/_{000}$	Frankfurt $^o/_{000}$	Halle $^o/_{000}$	Solingen $^o/_{000}$	Nürnberg $^o/_{000}$
1920	110	290	100	70	205	110	210	220
1919	100	248	100	74	165	130	190	180
1918	95	220	140	55	105		152	160
1917	65	180	125	55			67,8	150
1916	70	130	110	37			51	
1915	67	123					25,6	
1914	64	105					26,5	
1913	81						28,5	
1912	82						23	
1911	91							

und Halle) jedes Jahr viel weniger Untersuchungen nötig waren, um ebensoviel oder noch mehr Tuberkulöse herauszufinden als in Städten, die schon den Idealforderungen BRÄUNINGS genügten. Man sieht an diesem Beispiel sehr gut, daß alles auf die Arbeitsmethoden und das persönliche Geschick der in den Fürsorgestellen tätigen Personen ankommt. Beide Erhebungen zeigen aber noch außerdem, daß eine jahrelange intensive Fürsorgetätigkeit nötig ist, um hier zu befriedigenden Resultaten zu gelangen; ein Beweis weiter, daß man mit einem schnell sichtbaren Erfolg bei der Tuberkulosebekämpfung nicht rechnen darf.

Viel bedeutungsvoller scheint mir aber die weitere Normalzahl BRÄUNINGS zu sein, die das Bekanntsein der Offentuberkulösen errechnen soll. Die hierfür verlangte Idealzahl von 37,5 $^o/_{000}$ wird, wie die Tabelle 21 zeigt, im Jahre 1920 von keiner der Länder- und Größengruppen erreicht, nahe heran kommt die kleinste Gruppe mit 34 auf 10 000. Erfreulicher sind hier die Verhältnisse bei einzelnen Fürsorgestellen. Insgesamt war 32 Fürsorgestellen die BRÄUNINGsche Anzahl Offentuberkulöser bekannt, von denen die meisten auf Westfalen, Sachsen, Thüringen und die kleinsten Gruppen entfallen. Besonders

Tabelle 21. Zahl der bekannten Offen-Tbk. 1920.

Länder- resp. Größengruppe	Zahl der F.-Bezirke	Offen-Tbk. auf je 10 000 Einwohner
1. Sachsen	77	10,5
2. Berlin-Brandenburg .	30	13
3. Thüringen	46	17
4. Mitteldeutschland . .	21	11
5. Schlesien	36	11
6. Ost-, Westpreußen, Pommern	36	6
7. Norddeutschland . . .	27	7
8. Schleswig-Holstein . .	12	16
9. Westfalen	109	13
10. Rheinland	23	14
11. Bayern	7	17
12. Süddeutschland . . .	17	13
I. 0— 5 000	55	34
II. 5— 15 000	128	15
III. 15— 50 000	181	11
IV. 50—100 000	44	7
V. 100—250 000	20	16
VI. 250—500 000	9	13
VII. Über 500 000	4	13
Insgesamt	441	12 %$_{000}$

hervorzuheben sind die überaus hohen Zahlen von Leubnitz-Neu-Ostra (242), Borstendorf (113), Stetzsch (100), Pulsnitz (84), Lichtentanne (83), Neuendorf (84), Sebnitz i. Sa. (78), Neustadt b. Koburg (160), Sonneberg i. Thür. (82), Schönberg (100), Samborn (250), Herbede (120), Stiepel (80), Südlohn (69), Wiedenbrück (95), Iserlohn i. Westf. (68) und von größeren Bezirken Hattingen (70), Mannheim (52), Kreis Mettmann (41), Mainz-Stadt (38) und besonders Solingen mit 78 auf 10 000. Aber daß hier die Kenntnisse im allgemeinen doch noch recht unzureichend sind, lassen die Arbeitsergebnisse selbst gut arbeitender Fürsorgestellen erkennen (s. Tabelle 22), die trotz jahrelangen Be-

Tabelle 22. Bekannte offene Tuberkulöse auf je 10 000 Einwohner.

Im Jahre	Halle	Berlin L.V.A.	Dresden[1]	Stettin	Solingen[1]	Mannheim[1]	Frankfurt	Thüringen
1920	20	14	30,8	26,9	78,0	52	20	17
1919	20	13	27,4	22,0	72,5	26,9	23	8,1
1918	13	12	27,2	22,0	44,5			
1917	15	11	13,1	21,5				
1916	?	9	10,1	?				
1915	?	5	9,0	13,3				
1914	?	6,7		13,3				
1913	6,7							

[1]) Infektionsfähige oder aktive Tuberkulöse mit eingerechnet.

mühens nur recht mäßige Ziffern erkennen lassen. Die meisten Offentuberkulösen kennen danach Dresden, Mannheim und Solingen, die aber zu diesen Bacillenstreuern auch noch alle aktiven oder ansteckungsfähigen Tuberkulösen hinzurechnen, wodurch wohl der große Unterschied gegenüber den anderen, die nur Kranke mit positivem Bacillennachweis unter dieser Rubrik aufführen, zu erklären ist. Die Kenntnis der Fürsorgestellen von den Offentuberkulösen ihres Bezirks ist also doch wohl noch recht dürftig, ein Resultat, was noch schlechter würde, wenn man mit BLÜMEL[1]) die Lebensdauer der Offentuberkulösen mit 3 oder nach unseren Leipziger Erfahrungen mit 4 Jahren berechnete.

In diesem Zusammenhange muß noch erwähnt werden, daß, um noch mehr Offentuberkulöse zur Kenntnis der Fürsorgestelle zu bringen, von vielen Fachleuten die Einführung der Anzeigepflicht der Offentuberkulösen verlangt wird, d. h. der Tuberkulösen, deren Auswurf untersucht und als positiv tuberkulös befunden ist. Es fragt sich aber, ob damit viel erreicht wird. Es ist nämlich eine Erfahrungstatsache, daß infolge ihrer starken Inanspruchnahme die Kassen- und Armenärzte, die für die Meldung hauptsächlich in Frage kämen, diese Untersuchungen in einem relativ kleinen Prozentsatz vornehmen oder ausführen lassen. Es würde also auch auf diese Weise der größere Teil der offentuberkulösen Kassen- und Armenpatienten unbekannt bleiben. Nimmt man nun noch die vielen Patienten hinzu, die höchstens einen kleinen Spitzenkatarrh, aber keine Tuberkulose haben wollen und nur dann zum Arzt gehen, wenn ihnen nicht die Unbequemlichkeit einer Anzeige in Aussicht steht, so resultiert hieraus eine weitere Gefahr, daß sicherlich häufig auch schon Offentuberkulosefälle unter diesen unerkannt bleiben. Sodann ist noch daran zu denken, daß das Bekanntwerden dieser Erkrankungsart oft genug zu einem beruflichen und gesellschaftlichen Boykott der Gemeldeten führen kann, was gewiß nicht dazu angetan ist, das Vertrauen zum Arzt und die Untersuchungsbereitwilligkeit der Patienten zu heben. Man wird eben versuchen, so lange wie möglich die Gefährlichkeit seiner Erkrankung zu verheimlichen, vor allen Dingen aber dann, wenn der Staat mit seiner Zwangsmeldung nicht gleichzeitig die nötigen Gelder und Fürsorgemittel zur Verfügung stellen kann; denn dann könnte es, wie RANKE[2]) mit Recht betont hat, sehr leicht dazu kommen, daß „der Tuberkulöse vergrämt wird und vom Markte verschwindet". Daß man mit dieser Meldepflicht nicht viel mehr Offentuberkulöse kennenlernen wird, glaube ich nach den Erfahrungen, die PÜTTER[3]) nach Einführung der Meldepflicht

---

[1]) BLÜMEL: Jahresbericht der Hallenser Fürsorgestelle für 1920.

[2]) RANKE: Verhandlungen des D.Z.K. in der XXIV. Generalversammlung am 22. X. 1920.

[3]) PÜTTER: Dieselbe Veröffentlichung.

vorgeschrittener Tuberkulöser durch die Ärzte in den letzten 20 Jahren zunächst in Chemnitz und dann in Leipzig gemacht hat, annehmen zu können[1]). In Übereinstimmung mit Bräuning[2]) erhoffe ich vielmehr von den freiwilligen Meldungen der Offen- und Geschlossentuberkulösen durch die Ärzte, wenn zwischen Fürsorgestelle und Ärzteschaft das richtige Vertrauensverhältnis herrscht.

Bedeutungsvoll ist in diesem Zusammenhange auch die Kenntnis der Lungenfürsorgestellen von den Todesfällen an Lungentuberkulose ihres Bezirks resp. wie viele von diesen vor dem Tode als tuberkulös bekannt und in Fürsorge waren. Aufschluß darüber geben 228 Bezirke 1919 und 416 im Jahre 1920. In beiden Jahren waren ca. ein Drittel der amtlich gemeldeten Tuberkulosetodesfälle vorher bekannt, 1919 kannten 11% und 1920 23% der Fürsorgestellen alle Todesfälle an Lungentuberkulose vorher, demgegenüber aber 13 = 5,7% 1919, und gar 53 = 12,7% im Jahre 1920 keinen einzigen. Die besten Zahlen waren, wie Tabelle 23 zeigt, hier wieder in den zwei kleinsten Gruppen

---

[1]) Für die Richtigkeit dieser schon in der ersten Auflage ausgesprochenen Ansicht spricht eine Mitteilung Blümels in dem Bericht der Hallenser Fürsorgestelle für die Jahre 1922—1924, die ich hier wörtlich zum Abdruck bringen möchte:

„Die Zahlen beweisen uns leider, daß die durch das preußische Tuberkulose-Gesetz gesetzlich festgelegte Meldepflicht bisher ohne jeden Einfluß auf die Erfassung der Tuberkulosekranken geblieben ist. Sie beweisen also auch, daß die alte Methodik der Fürsorgestellen gut arbeitete, und daß sie sich bisher als der gesetzlichen Zwangsmeldung überlegen bewiesen hat. Ich führe hierzu aus Fischer: Grundriß der sozialen Hygiene, 1925, das folgende an: ,Es zeigt sich, daß 1922 auf 100 Tuberkulosetodesfälle angezeigte Tuberkuloseerkrankungen kamen: in Mannheim 29,6 (gegen 120,7 im Jahre 1913!), in Konstanz 100,0, in Freiburg 2,5 und in Heidelberg 2,7. Also in Mannheim, das eine ausgezeichnete Fürsorgestelle besitzt, noch nicht 30%, dagegen in Konstanz, wo keine Fürsorgestelle vorhanden ist, 100,0%. Bemerkenswert ist auch, wie auffallend wenig Fälle in den Universitätsstädten Heidelberg und Freiburg gemeldet waren. Hieraus ergibt sich: 1. Die Zahl der angezeigten Fälle ist unter den obwaltenden Zuständen kein Gradmesser für die Leistungsfähigkeit einer Fürsorgestelle. 2. Nach den badischen Erfahrungen ist bei der Tuberkulose der Wert der Anzeigepflicht sehr gering einzuschätzen, da ihr im allgemeinen zu wenig entsprochen wird. Ob Strafen bei Nichtbefolgung der Anzeigepflicht oder Bezahlung für jede ärztliche Anzeige zu besseren Ergebnissen führen werden, kann nur der Versuch entscheiden.“

Wir machen z. Z. den Versuch, durch Erinnerungen usw. das Meldewesen zu verbessern. Darüber im nächsten Bericht. Wertvoller erscheint mir allerdings, durch Steigerungen der Leistungen der Fürsorgestellen die Freude am Melden zu verbessern, wie durch Angliederung eines Tuberkulosekrankenhauses sowie Ausbau der Fürsorgeeinrichtungen (Erholungsstätten, -heime usw.). Übrigens erleben wir gerade in Mecklenburg-Schwerin, das nach Ansichten der Fachleute das beste Tuberkulosefürsorgegesetz hat, daß an manchen Orten überhaupt keine Meldungen mehr einlaufen.“

[2]) Bräuning: X. Jahresbericht des Vereins zur Bekämpfung der Tuberkulose in Stettin.

Tabelle 23. Vorher bekannte Todesfälle an Lungentuberkulose.

Länder- und Größengruppe	1919					1920				
	Zahl der F.-St.	Todesfälle an Lungen-Tbk.	Vorher bekannt in %	Alle Todesfälle kannten ? F.-St.	Keinen Todes-fall kannten ? F.-St.	Zahl der F.-St.	Todesfälle an Lungen-Tbk.	Vorher bekannt in %	Alle Todesfälle kannten ? F.-St.	Keinen Todes-fall kannten ? F.-St.
1. Sachsen	29	4 094	31	5	3	76	2753	41,8	23	10
2. Berlin-Brandenburg	17	6 191	38,8	1	2	28	4675	37,1	2	2
3. Thüringen	30	1 416	42,2	3	1	29	781	64,2	15	2
4. Mitteldeutschland	6	825	36,8	0	0	39	1275	40,7	3	3
5. Schlesien	27	1 070	41,1	6	3	19	784	39,7	9	3
6. Ost-, Westpreußen, Pommern	6	857	50,5	0	0	35	1563	44,2	5	6
7. Norddeutschland	4	2 077	14,4	0	0	19	2231	19,9	4	6
8. Schleswig-Holstein	—	—	—	—	—	10	643	32,6	1	—
9. Westfalen	13	1 858	34,5	1	2	107	5713	38,9	30	17
10. Rheinland	28	4 931	27	6	1	23	3091	25	2	2
11. Bayern	60	4 393	33,8	3	0	7	1905	36,2	1	—
12. Süddeutschland	8	2 694	40,2	0	1	16	2848	47,3	1	2
0— 5 000	18	219	57,9	6	2	58	398	61,8	34	8
5— 15 000	55	1042	46,3	12	3	110	1532	54,7	36	13
15— 50 000	97	4245	38,7	7	5	166	6181	36,5	22	21
50—100 000	35	4653	26,8	0	3	47	3922	36,2	3	8
100—250 000	13	5070	38,4	0	0	21	4785	40,1	1	3
250—500 000	5	4560	37,7	0	0	9	4623	44,1	—	—
Über 500 000	5	10627	29,9	0	0	5	6721	28	—	—
Insgesamt	228	30 416	33,04	25 = 10,96%	13 = 5,7%	416	28 262	37,5	96 = 23%	53 = 12,7%

und in Thüringen, Ost-, Westpreußen, Pommern, Schlesien, Süddeutschland und 1920 noch in Sachsen und Mitteldeutschland zu finden. Die Zahlen des Jahres 1920 sind im allgemeinen durchweg besser als 1919. Dasselbe zeigt sich wieder in einer Übersicht (Tabelle 24), die noch die Zahlen früherer Jahre berücksichtigt. Auch hier ist fast durchwegs eine Besserung deutlich sichtbar. Man muß aber hierbei bedenken,

Tabelle 24. Von den Todesfällen an Tuberkulose waren vorher bekannt:

Im Jahre	Leipzig %	Halle %	Nürn- berg %	Stettin %	Dresden %	Ham- burg[1]) %	Frank- furt %	Mann- heim %	Solingen %
1920	35	54	47,6	66	42	29,3	74,4	57	43
1919	26,5	51	54,6	68	35	16,2	58	52	45
1918	26,5	40,8	46	65,8	29,7	18,4	31,5		26
1917	27	40,8	33	61					
1916	24	?							
1915	26,5	32							
1914	24	34							
1913	24								
1912	25								
1911	20								

Tabelle 25.
Prozentzahl der in der F.-St. Stettin vor dem Tode bekannten Todesfälle an Tuberkulose. (Jahrgang 1920.)

Getrennt nach den Alters- klassen	Lunge			andere Organe			Summe		
	Sa.	bek.	%	Sa.	bek.	%	Sa.	bek.	%
0— 5 Jahre alt	9	4	44	20	2	10	29	6	20
5—15 ,, ,, ...	6	5	83	15	3	20	21	8	38
16—60 ,, ,, ...	305	235	77	13	3	23	318	238	74
über 60 ,, ,, ...	26	10	38	3	0	0	29	10	34
Summe aller Lebensalter .	346	254	73	51	8	15	397	262	66

daß die amtlichen Meldungen lange nicht alle Todesfälle an Lungentuberkulose umfassen, worauf ja bereits von BRÄUNING[2]) hingewiesen ist und woraus natürlich noch eine weitere Verschlechterung der hier mitgeteilten Ergebnisse eintreten könnte. Wie wertvoll es aber für die Fürsorgestelle ist, genaue Kenntnis von den im zugehörigen Bezirk an Tuberkulose Verstorbenen zu haben, zeigt eine tabellarische Übersicht (s. Tabelle 25) aus Stettin aus dem Jahre 1920. Dort war es auf Grund der polizeilichen Todesmeldungen möglich, eine Altersklassen-

---

[1]) Damit nur die gemeint, die vor dem Tode als Offentuberkulöse bekannt waren.

[2]) BRÄUNING: Einführung einer zuverlässigen Statistik der Tuberkulosesterblichkeit usw. Tuberkul.-Fürs.-Blatt 1921, Nr. 5/6.

einteilung der verstorbenen Tuberkulösen durchzuführen und mit den entsprechenden der Fürsorgestelle vor dem Tode Bekannten zu vergleichen. Da zeigt sich nun, daß man durchwegs von den im erwerbstätigen und schulpflichtigen Alter an Tuberkulose Verstorbenen die meisten vorher kannte, während dieses in den anderen Altersstufen viel mangelhafter der Fall war. Solche Feststellungen sind für die Arbeit einer Fürsorgestelle sehr bedeutungsvoll, insofern nämlich, als sie einen Fingerzeig geben, auf welche Altersklasse bei Erfassung der Schwertuberkulösen erhöhtes Gewicht gelegt werden muß.

Tabelle 26. Jahrgang 1919.

Land- oder Größenklasse	Zahl der F.-St.	In d. F.-St. vorher bekannte Tbk.-Todesfälle	In % aller Lungen-Tbk.-Todesfälle	Davon waren in Fürsorge in % der bekannten Todesfälle			
				1	2—6	7—11	12 Monate u. mehr
1. Sachsen	7	40	47,6	15,0	35,0	2,5	32,5
2. Berlin-Brandenburg	2	16	28,0	12,5	79,7	6,25	12,5
4. Mitteldeutschland .	1	19	79,1	10,5	36,8	52,4	0
5. Schlesien	10	262	42,7	10,6	31,8	13,6	1,5
6. Ost-, Westpreußen, Pommern	1	5	20,8	0	20,0	20,0	60,0
7. Norddeutschland .	2	27	18,6	11,1	66,6	14,8	7,4
9. Westfalen	3	16	8,3	0	56,2	12,5	31,2
10. Rheinland	10	128	28,3	10,1	38,9	7,0	39,0
11. Bayern	18	440	34,8	8,4	40,1	17,9	31,1
12. Süddeutschland . .	1	263	51,6	30,8	26,8	13,4	27,7
I. 0— 5 000 . . .	5	35	85,4	5,7	25,8	23,0	37,1
II. 5— 15 000 . . .	16	117	30,3	11,9	57,9	10,95	14,5
III. 15— 50 000 . . .	24	409	40,2	10,0	41,3	13,7	22,4
IV. 50—100 000 . . .	8	249	24,6	10,8	32,5	17,2	38,5
V. 100—250 000 . . .	2	397	49,3	22,1	28,9	15,1	33,2
Insgesamt	55	1207	37,0	14,3%	36,6%	14,8%	29%

Weiter ist auch noch von großem Wert, daß man nachforscht, wie lange die Tuberkulosetodesfälle in den Fürsorgestellen vorher als tuberkulös bekannt und in Fürsorge waren. Darüber gaben aus dem Jahre 1919 leider nur 55 Fürsorgestellen und aus dem Jahre 1920 179 Fürsorgestellen Aufschluß (s. Tabelle 26 und 27). 1919 waren 37% und 1920 51,4% vor ihrem Tode als tuberkulös bekannt, und von diesen insgesamt ca. 30—36% 12 Monate und länger in Fürsorge, 14,8 resp. 17,9% 6—11 Monate, 50,9 resp. 46,5% nicht $^{1}/_{2}$ Jahr und gar 14,3% resp. 7,8% noch nicht 4 Wochen lang. Hier weisen in beiden Jahren Ost-, Westpreußen, Pommern und die Gruppe über 500 000 Einwohner gute Zahlen auf und im Jahre 1920 außerdem noch Schleswig-Holstein, Mittel- und Norddeutschland. Besonders zu erwähnen wären von einzelnen Fürsorgestellen Roßwein, Saarlouis und Amberg aus dem Jahre 1919 und Soorau, Bentheim, Tönning, Lüdenscheid, Guben, Liebau, Polzin und Ahlen aus dem Jahre 1920, die alle die ihnen als tuberkulös vorher bekannten Todesfälle 1 Jahr und länger in Fürsorge gehabt haben. Außerdem hatten in dieser Beziehung noch weitere 9 Fürsorgestellen des Jahres 1919 und 55 von 1920 recht befriedigende Resultate (mit über 30%), von denen noch Buchholz, Neustadt i. Schl.-Holst., Landstuhl, Sondershausen, Langweiler-Weißweiler, Sundern, Allenstein, Stargard, Delmenhorst, Wandsbeck, Görlitz, Hildes-

Tabelle 27. Jahrgang 1920.

Länder- und Größengruppe	Zahl der F.-St.	In d. F.-St. vorher bekannte Tbk.- Todesfälle	In % aller Lungen- Tbk.- Todesfälle	Davon waren in Fürsorge in % der bekannten Todesfälle			
				1	2—6	7—11	12 Monate u. mehr
1. Sachsen	45	417	50,24	9,1	33,8	18,0	33,8
2. Berlin-Brandenburg	12	339	45,6	6,2	33,9	16,11	44,8
3. Thüringen	25	346	76,0	8,4	29,7	19,09	42,1
4. Mitteldeutschland	6	82	44,0	4,9	24,22	17,05	56,0
5. Schlesien	15	103	48,8	7,7	46,7	19,4	33,0
6. Ost-, Westpreußen, Pommern	20	289	37,2	4,5	29,48	25,52	39,7
7. Norddeutschland	8	107	34,2	9,3	29,04	14,92	46,7
8. Schleswig-Holstein	5	60	27,3	1,7	26,62	8,32	76,66
9. Westfalen	31	842	62,3	6,1	29,4	19,8	35,4
10. Rheinland	6	104	48,6	6,7	44,13	21,11	30,7
11. Bayern	2	39	76,4	2,6	28,22	2,56	30,76
12. Süddeutschland	4	312	56,0	17,6	29,7	12,50	35,2
I. 0— 5 000	25	112	73,6	7,1	37,3	26,6	27,6
II. 5— 15 000	59	449	65,3	8,2	39,2	19,1	30,0
III. 15— 50 000	70	1035	48,2	9,8	35,5	18,7	36,2
IV. 50—100 000	18	708	54	5,6	28,0	19,4	47,3
V. 100—250 000	6	637	47,5	7,8	22,48	14,3	39,4
VI. 250—500 000	1	99	33,1	1,11	26,64	19,98	55,55
VII. Über 500 000	0	0	0	0	0	0	0
Insgesamt	179	3040	51,4	7,8	31,3	17,72	35,6

heim, Paderborn, Leipzig-Land, Leipzig-Stadt und Altona über 70% ihrer an Tuberkulose verstorbenen Fürsorglinge länger als 12 Monate betreuen konnten.

Wenn auch diese Ergebnisse in einzelnen Fürsorgestellen schon ganz zufriedenstellend sind, so sind die schlechteren Gesamtresultate der übrigen um so bedauerlicher, als doch der größte Teil der Tuberkulösen in hygienisch meist unzureichenden Wohnungen stirbt. Wie viele in den Wohnungen und wieviel in Krankenhäusern starben, geht nur aus wenigen Berichten hervor, insgesamt fand ich nur 8 Mitteilungen aus dem Jahre 1919 und 17 aus dem Jahre 1920. Von 4190 Todesfällen des Jahres 1919 starben nur ca. $^1/_5$ im Krankenhause oder anderen geschlossenen Anstalten, $^4/_5$ dagegen zu Hause. Im Jahre 1920 waren die Befunde etwas besser, indem nämlich von 4996 Todesfällen an

Tabelle 28.

Von den an Lungentuberkulose Verstorbenen starben im Krankenhaus:

	Fürsorge-Bezirke	1919		1920	
		Zahl der Todesfälle an Lungentbk.	Es starben im Krankenhaus	Zahl der Todesfälle an Lungentbk.	Es starben im Krankenhaus
1	Frankfurt a. M. .	?	?	598	320 = 53,6%
2	Stuttgart	?	?	591	221 = 37,4%
3	Düsseldorf	?	?	553	232 = 42,0%
4	Halle	376	38 = 10%	251	25 = 10,0%
5	Stettin	397	138 = 34,7%	346	154 = 44,0%
6	Mannheim	509	203 = 39,8%	223	119 = 36,8%
7	Apolda	45	7 = 15,5%	36	6 = 16,6%
8	Obergünzburg . .	3	1 = 33,3%	4	3 = 75,0%
9	Weimar	25	12 = 48,0%	56	13 = 24,5%
10	Bielefeld-Land . .	?	?	110	27 = 24,5%
11	Mainz-Land . . .	?	?	6	1 = 16,6%
12	„ -Stadt . . .	?	?	53	37 = 71,7%
13	Offenbach	?	?	194	64 = 32,9%
14	Bonn	148	66 = 44,6%	?	?
15	Leipzig	1687	357 = 21,1%	930	289 = 31,0%
16	Thüringen	?	?	973	238 = 24,4%
17	Gotha	?	?	67	20 = 30,0%
	Insgesamt in 17 Fürs.-Bez.	4190	822 = 19,7%	4996	1769 = 35,4%

Jahrgang	Regierungsbezirk Oppeln	
1914	2050	664 = 32,4%
1915	2553	756 = 29,9%
1916	2477	816 = 32,9%
1917	3123	1168 = 37,4%
1918	3735	1533 = 35,4%
1914—1918	13918	4937 = 35,4%

Lungentuberkulose ca. $^1/_3$ im Krankenhause usw. und immer noch $^2/_3$ in ihren Wohnungen starben; Beobachtungen, die sich auch mit den in der Tabelle 28 mit aufgeführten Zahlen für einen ganzen Regierungsbezirk von 1914—1918 decken.

Es gelingt also nur in einer kleineren Anzahl von Fällen, die sterbenden Tuberkulösen in Krankenanstalten unterzubringen. Man wird wohl meist darauf angewiesen sein, in der Wohnung für möglichst einwandfreie hygienische Verhältnisse zu sorgen. Wie schwer dieses aber selbst einer gut arbeitenden Fürsorgestelle, wie z. B. Stettin, wird, geht daraus hervor, daß im Jahre 1920 von 259 zu Hause an Lungentuberkulose Verstorbenen nur $^1/_4$ (24%) hygienisch einwandfrei untergebracht war.

Weiter muß auch die Sanierung der Wohnungen darunter leiden, daß so wenig Todesfälle längere Zeit vor ihrem Ableben den Fürsorgestellen bekannt sind. Das ist aber ein großer Mangel in der Tuberkulosebekämpfung, da gerade die Wohnungsverhältnisse der Tuberkulösen absolut unzureichend sind, was ja die Berliner Auszählungen von Chajes[1]) aus dem Jahre 1918 erneut dargetan haben. Es ist deshalb eine der vornehmsten Pflichten der Fürsorgestellen, für die Wohnungen der Sterbenden und der Offentuberkulösen zu sorgen.

Leider geben über diese ihre Tätigkeit und über den Zustand der Wohnungen der Offentuberkulösen nur 232 Bezirke aus dem Jahre 1920 Auskunft (s. Tabelle 29). Eine Zusammenstellung darüber bringe ich nur mit aller Reserve, da viele Angaben noch recht mangelhaft sind und mir im Vergleich mit den Chajesschen Zahlen für Berlin auch viel zu günstig zu sein scheinen. Darnach lebten von 23 117 Offentuberkulösen 15,5% in überfüllten, ca. 12% in zu kleinen und 10% in feuchten Wohnungen. Am schlimmsten liegen, wie es scheint, die Verhältnisse in Sachsen, Schlesien, Ost-, Westpreußen, Pommern, Norddeutschland, Schleswig-Holstein und den drei kleinsten Größenklassen. Daß es aber doch gelingt, hier Besserungen zu erzielen, beweist die diesbezügliche Tätigkeit einzelner Fürsorgestellen. Hingewiesen sei besonders auf Stettin, wo der allergrößte Teil der Offentuberkulösen einwandfrei schon seit Jahren untergebracht ist. Es wird dieses wohl auf die gute Zusammenarbeit der Fürsorgestelle mit dem dortigen Wohnungsamt zurückzuführen sein.

Zuverlässiger und lückenloser ausgefüllt sind die recht interessanten Berichte über die Aufstellung der Betten der Offentuberkulösen. Die Kolonne a zeigt, daß 22,9% ein eigenes Schlafzimmer haben, Kolonne d, daß 16,6% keine eigenen Betten besitzen. Kolonne b und c, daß ca. 50% zwar ein eigenes Bett haben, das Schlafzimmer aber mit einer (b) oder mehreren Personen (c) teilen müssen. Als absolut einwandfrei könnte also (a + b) ungefähr die Hälfte der Schlafstätten der Offentuberkulösen bezeichnet werden, vorausgesetzt, daß sonst den Anforderungen der Hygiene Genüge getan ist, was leider aus den Berichten nicht herausgelesen werden kann. Das Endergebnis auch dieser Wohnungserhebung resp. dieser Schlafzimmer- und Bettengestellungsfrage für Offentuberkulöse ist, daß fast jeder zweite Offentuberkulöse nicht

---

[1]) Chajes: Kompendium der sozialen Hygiene. Berlin 1920.

Tabelle 29. Jahrgang 1920.

Ländername		Einwohnerzahl	Zahl der Offentbk.	1. Aufstellung der Betten In % der Offentbk.				2. Beschaffenheit der Wohnung In % der Wohnungen der Offentbk.					Summa der überfüllten Wohnungen
				a	b	c	d	Keller-W.	Dach-W.	Feucht	Dunkel	Zu klein	
1. Sachsen	40	648 023	1058	22,02	16,90	55,67	18,33	0,66	15,5	15,7	5,7	26,3	40,64
2. Berlin-Brandenburg	15	693 207	1397	30,06	21,11	36,36	9,09	3,3	3,8	13,9	4,9	10,7	17,10
3. Thüringen	34	617 000	2484	30,51	18,23	50,20	4,95	0,24	4,14	7,24	6,7	8,4	11,67
4. Mitteldeutschland	8	198 020	382	42,6	33,2	40,8	5,5	0	5,23	4,7	6,54	7,5	8,6
5. Schlesien	23	575 973	1041	12,0	19,8	62,1	4,94	1,24	5,95	38,7	32,4	50,6	39,9
6. Ost-, Westpreußen, Pommern	24	1 400 434	1937	31,7	22,5	32,05	13,4	1,24	1,44	12,3	11,8	23,9	21,5
7. Norddeutschland	12	1 274 081	7475	17,7	34,2	30,05	18,14	1,23	1,12	9,43	3,06	5,15	0,3
8. Schleswig-Holstein	4	89 500	97	6,18	11,3	34,0	39,1	0	2,06	12,3	9,27	9,3	36,07
9. Westfalen	53	1 583 370	3301	32,17	20,3	21,5	20,6	0,3	6,45	8,66	5,21	18,9	26,8
10. Rheinland	9	219 607	711	31,5	13,9	11,6	42,9	0,14	3,79	9,7	2,7	7,2	9,84
11. Bayern	3	102 000	872	6,76	1,83	48,9	42,4	0	0,34	3,09	0,5	2,9	2,2
12. Süddeutschland	7	470 568	2422	13,17	21,13	31,1	12,7	0,04	2,8	5,5	3,5	9,5	30,6
I. 0— 5 000	24	101 357	532	27,2	43,8	30,4	12,4	0,37	6,01	18,8	13,9	22,5	15,8
II. 5— 15 000	75	769 017	2014	27,95	26,96	30,4	21,30	0,5	6,2	13,85	7,65	21,15	28,3
III. 15— 50 000	93	2 739 201	6548	23,8	17,6	39,01	17,45	0,85	6,1	11,7	5,89	14,2	27,1
IV. 50—100 000	24	1 656 059	3305	26,14	13,8	41,3	18,09	0,45	4,32	13,5	11,6	16,5	11,9
V. 100—250 000	8	1 351 600	2967	26,4	18,2	28,7	7,24	0,40	1,04	4,9	4,88	7,07	24,1
VI. 250—500 000	1	268 765	756	29,9	26,4	33,4	10,2	1,58	1,72	8,5	11,9	26,8	9,12
VII. Über 500 000	1	985 784	7058	16,4	34,5	30,3	18,5	1,30	1,19	8,84	2,4	4,8	—
Insgesamt	232	7 871 783	23 177	22,9	24,05	34,76	16,56	0,86	3,52	10,5	6,06	11,9	15,53

Der Offentuberkulöse hat: a = ein eigenes Schlafzimmer; b = ein eigenes Bett in einem Schlafzimmer mit nur 1 Erwachsenen bei getrennter Bettstellung; c = ein eigenes Bett in einem Schlafzimmer mit mehreren Personen zusammen; d = kein eigenes Bett.

so untergebracht ist, wie man es eigentlich wünschen möchte. Er muß vielmehr mit mehreren Personen das Schlafzimmer teilen und in einem Drittel dieser Fälle sogar das Bett. Die besseren Ziffern sind hier in Mitteldeutschland, Thüringen, Berlin-Brandenburg und auch wohl in Westfalen zu finden, obgleich hier die Ziffern unter d doch noch sehr erheblich sind. Von den Größengruppen sind wieder die kleinste und die Bezirke über 100 000—500 000 Einwohner am besten daran. Besonders günstige Ziffern für die Versorgung ihrer Offentuberkulösen hatten Seidenberg, Soorau, Lengerich und Ibbenbüren, wo jeder Offentuberkulöse im eigenen Schlafzimmer untergebracht war. Dasselbe war in Gütersloh, Apolda, Merseburg, Delmenhorst, Potsdam, Bielefeld-Stadt und Stettin in über 70% der Fall[1]).

Tabelle 30. (Bräuning-Stettin.)

Jahr	Summe der Haushaltungen	davon in übervölkerten Wohnungen		eigenes Bett[2])		einwandfreie Schlafgelegenheit[2])	
		Summe	%	Summe	%	Summe	%
1	2	3	4	5	6	7	8
1915	326	45	13,5	320	99	256	86
1917	439	64	14,6	436	98	358	81
1918	475	94	19,8	462	93	365	76,8
1919	492	67	13,6	481	98	404	82,6
1920	542	76	14	550	98	391	71,3

Wie schwer es aber unter den jetzigen Wohnungsverhältnissen ist, hier bessere Verhältnisse zu schaffen, zeigt eine Erhebung Bräunings für Stettin aus den Jahren 1915—1920 (s. Tabelle 30), aus der zu ersehen ist, daß einmal die Zahl der Offentuberkulösen, die über ein eigenes Bett verfügen und in nicht übervölkerten Wohnungen wohnen, in allen Beobachtungsjahren trotz aller aufgewandter Mühe fast unverändert geblieben ist, die der einwandfreien Schlafgelegenheiten dagegen aber von 86% auf 71,3% zurückgegangen ist. Bräuning führt dieses mit Recht darauf zurück, daß der Prozentsatz der Wohnungen zugenommen hat, in denen mehrere Familien leben und sich nicht in die Räume nach hygienischen Gesichtspunkten teilen. Daß aber das Eingreifen

---

[1]) Sehr eingehend hat sich die Fürsorgestelle in Bonn mit den Wohnungsverhältnissen ihrer Lungenkranken befaßt; es sei dieserhalb auf die sehr interessante Arbeit „Tuberkulose und Wohnung unter besonderer Berücksichtigung Bonner Verhältnisse" von A. Beekmann in der Zeitschr. f. Tuberkul., Bd. 36, Heft 1, verwiesen.

[2]) Die Zahlen der Spalten 5—8 stimmen mit denen der Spalte 2 scheinbar nicht überein, dies kommt daher, daß die Zahl der offenen Tuberkulösen größer ist als die der Haushaltungen, denn in manchen Haushaltungen leben mehrere offene. (Bräuning).

der Fürsorgestelle in solchen überfüllten Wohnungen unbedingt nötig ist, konnte neuerdings ebenso wie BRÄUNING für Stettin SCHNEDERMANN am Material der Leipziger Fürsorgestelle dartun. Die von ihm erhobenen Befunde beweisen aufs neue, daß die Gefahren, die Gatten und Kindern erwachsen, immerhin begrenzte sind, daß aber doch die Erkrankungs- und Sterbeziffern weit größer waren als in einer Umgebung, die nicht so große Ansteckungsgefahren bietet. Die in seinen Tafeln zusammengestellten Erhebungen lassen in Übereinstimmung mit WEINBERG einwandfrei eine Mehrsterblichkeit sowohl für Kinder in Tuberkulosefamilien als auch für Ehegatten bei Tuberkulose des anderen erkennen. Wie eng überhaupt Behausungsziffer, Wohndichte und Tuberkulosegefahr zusammenhängen, geht aus einem Aufsatze von SCHATTER über die Verbreitung der Tuberkulose in Chemnitz hervor, der in Nr. 1 des 15. Jahrganges der Mitteilungen des dortigen Vereins zur Bekämpfung der Schwindsucht zum Abdruck gebracht ist.

b) Versorgung der Fürsorglinge.

Diese Übelstände können aber nur zum Teil in der Sprechstunde durch den Arzt festgestellt werden, sondern hier ist das Arbeitsfeld der Fürsorgeschwester, die sich durch Besuche von den Zuständen überzeugen muß, unter denen ihre Fürsorglinge zu leben gezwungen sind. Über diese ihre Tätigkeit geben die Besuchszahlen einen gewissen Aufschluß, die hier aus 440 Fürsorgebezirken mit 1054 Schwestern aus dem Jahre 1920 vorlagen.

Es sind 694 056 Besuche gemacht worden oder 357 auf je 10 000 Einwohner. Die meisten in den zwei kleinsten Gruppen und in Thüringen und Westfalen, die auch die von BRÄUNING hierfür aufgestellte Normalzahl erreichen. Er verlangt dabei den 12 maligen Besuch der mit 37,5 anzunehmenden Offentuberkulösen = 450 auf 10 000 Einwohner. Daß diese Normalzahl so häufig nicht erreicht wird, ist sicherlich auf die zu starke Belastung der Schwestern mit zuviel Besuchen zurückzuführen. Je mehr Besuche auf die einzelne Schwester kommen, um so weniger fällt für den einzelnen Fürsorgling ab, infolgedessen auch das Zurückbleiben hinter der Normalzahl, wie man aus der Zusammenstellung in Tabelle 31 besonders bei den verschiedenen Größengruppen sehen kann. Daraus folgt, daß vor allem in den größeren Bezirken, um dort der erforderlichen Besuchszahl nachkommen zu können, mehr Besuchsschwestern angestellt werden müssen. Die BRÄUNINGsche Idealzahl wird schon jetzt von ca. 25% der Fürsorgestellen erreicht und unter diesen schon von vielen ganz erheblich überboten, so z. B. von 44 Fürsorgestellen, die mehr als 1000 Besuche pro 10 000 Einwohner registrierten. Sehr viele kommen nahe heran, worauf ja die durchschnittliche Besuchsziffer 357 auf 10 000 schließen läßt. Die besten

Zahlen haben hier Bladenhorst 6333, Lippspringe 6052, Radeberg i. S.
5059, Massow 4846, Sundern 4545, Dinklage 3461 und Gütersloh 3190.
Nur ein kleiner Bruchteil bleibt hier übrig, der einmal wegen Schwesternmangel einfach seiner diesbezüglichen Aufgabe nachzukommen nicht
in der Lage war oder wo aber doch mehr Besuche hätten gemacht

Tabelle 31. Schwesternbesuche.
1920.

Länder- resp. Größengruppe	Zahl der F.-Bez.	Zahl der Fürsorgeschwestern	Zahl der Besuche auf je 10 000 Einwohner	Zahl der Besuche pro Schwester
1. Sachsen	56	106	404	778
2. Berlin-Brandenburg .	42	84	375	1671,5
3. Thüringen	43	77	743	711,8
4. Mitteldeutschland. . .	19	85	360	379
5. Schlesien	42	66	350	636,5
6. Ost-, Westpreußen, Pommern	33	97	240	392,3
7. Norddeutschland . . .	28	68	303	846
8. Schleswig-Holstein . .	9	56	182	147,3
9. Westfalen	128	180	457	542
10. Rheinland	18	54	391	457,
11. Bayern	5	34	208	696
12. Süddeutschland . . .	17	47	213	809
I. 0— 5 000	65	90	1026	386,2
II. 5— 15 000	125	81	609	422
III. 15— 50 000	178	99	368	472
IV. 50—100 000	57	168	267	538,6
V. 100—250 000	17	112	324	849,0
VI. 250—500 000	8	46	438	2500,6
VII. Über 500 000	5	81	286	1514
Insgesamt	440	1054	357	658,4

werden können, wie ein Blick auf Tabelle 31, Spalte Ost-, Westpreußen,
Pommern, Schleswig-Holstein und Größengruppe 3 lehrt. In allen 3 Fällen
sind die Besuchszahlen pro Schwester am wichtigsten, aber gleichzeitig
auch die Zahl der Besuchten pro 10 000 Einwohner, was bei einem Vergleich mit den Zahlen der übrigen Kolonnen besonders deutlich wird.
Hier hätten vielleicht noch mehr Besuche gemacht werden können.

Hiermit bin ich zur praktischen Betätigung der Fürsorgestellen
resp. zur Versorgung der Fürsorglinge gekommen.

Behandelt wurde in 246 Fürsorgebezirken = 35,4% aller Berichterstatter, mithin hatte also schon ein Drittel aller Fürsorgestellen mit
dem Prinzip PÜTTERS „Keine Behandlung in den Fürsorgestellen"
gebrochen. Zudem blieb in 35 weiteren Fällen die Frage unentschieden,
da eine Beantwortung dieser Frage nicht erfolgt war. Die übrigen 414

lehnten jede Behandlung ab. Diese besteht hauptsächlich in Tuberkulinkuren, die von 50 Fürsorgestellen angewandt wurde, weiter in Form der Einreibungskur nach Petruschky in 43 Fürsorgestellen, besonders in Thüringen, dann in Form der Impfungen nach Ponndorf, Pirquet, Deyke-Much, Rosenbach, Friedmann (13 Fürsorgestellen) und Piorkowsky (Chelonin) zusammen in 24 Fürsorgestellen. In 86 Fürsorgestellen, besonders häufig in Westfalen und Sachsen, wurde Licht- und Strahlentherapie betrieben, in 67, hauptsächlich in Westfalen und Schlesien, wurden Bestrahlungen mit künstlicher Höhensonne und in 5 Stellen solche mit Röntgenlicht durchgeführt. Weiter wird in einigen Fürsorgestellen noch Gelegenheit zu Sonnenbädern (14), Luftbädern (4), Hydrotherapie (2), Seifenkuren (3) und Liegekuren (14) gegeben. Auch regelrechte ärztliche Therapie einmal in Form von chirurgischer Behandlung (1 Fürsorgestelle) und Pneumothoraxanlegung und Nachfüllung (4 Fürsorgestellen) und dann in Form von Besorgung oder Darreichung von Heilmitteln (12 Fürsorgestellen). Den größten Umfang hat hier aber die Verabreichung von Soolbädern angenommen, die in 122 Fürsorgestellen erfolgte, besonders oft in Westfalen und dann in Schlesien, Ost-, Westpreußen, Pommern.

Die Einführung der Behandlung in den Fürsorgestellen hat sich hauptsächlich in den Gruppen der Fürsorgebezirke unter 100 000 Einwohnern durchgesetzt, während die größeren fast durchwegs jede diesbezügliche Behandlung ablehnen.

Zur Durchleuchtung der Patienten stand nur 126 Fürsorgebezirken eine entsprechende Röntgeneinrichtung zur Verfügung, während 536 nicht über dieses eigentlich unentbehrliche diagnostische Hilfsmittel verfügten; bei 33 Fürsorgestellen war keine Beantwortung erfolgt, daher das Vorhandensein eines Röntgenapparates fraglich.

Dagegen wurde in der größeren Mehrzahl aller Fürsorgestellen eine recht befriedigende Ernährungstherapie betrieben. So wurde z. B. insgesamt von 382 Fürsorgestellen Milch ausgegeben, darunter 243 mal allein in 92 731 Fällen, besonders viel kam in Westfalen, Bayern und den kleineren Größengruppen zur Verteilung.

Auch Lebertran gelangte in 259 Fürsorgestellen zur Ausgabe, davon in 225 Fürsorgestellen allein an 15 363 Patienten; hier sind wieder Westfalen, dann Sachsen, Thüringen und die vier kleineren Gruppen am stärksten beteiligt.

Sehr ansehnlich, aber wahrscheinlich noch lange nicht der Wirklichkeit entsprechend, sind die weiteren Zahlen über die Verteilung oder Zuweisung von Stärkungsmitteln, Zusatznahrungsmitteln und Krankenkost mit 25 896, 79 697 und 48 835 Einzelempfängern in 303, 290 und 112 Fürsorgestellen. Die größten Ziffern weist hier Berlin-Brandenburg auf, und in ziemlich großen Abständen davon folgen

Westfalen, Thüringen und Sachsen. Von den Größengruppen sind aber dieses Mal mehr die größeren und die größten beteiligt.

Auch die Wohnungssanierung der Tuberkulösen wurde durch Verteilung von Betten in 221 Fürsorgestellen wesentlich gefördert, indem nämlich insgesamt an 4229 Fürsorglinge Betten zur Ausgabe gelangten, am meisten wieder in Westfalen 1538, dann in Süddeutschland (Frankfurt) und Berlin-Brandenburg. Über die Hälfte (2227 Betten) entfielen davon auf die Großstadtbezirke mit über 250 000 Einwohnern. Bettwäsche kam dagegen nur in 22 Fürsorgestellen zur Ausgabe an bedürftige Fürsorglinge, davon in 18 Fürsorgestellen an 1078 Einzelpersonen; am meisten beteiligt ist Sachsen, dann Süddeutschland und Ost-, Westpreußen, Pommern. Decken und Kleider verteilten 7 resp. 9 Fürsorgestellen. Durch 333 Fürsorgestellen wurden weiterhin 10854 Wohnungsdesinfektionen veranlaßt und zur Instandsetzung und -haltung der Wohnungen in 31 resp. 27 Fürsorgestellen 664 mal Waschfrauen und 763 mal Reinemachefrauen zur Verfügung gestellt und außerdem Hauspflegen von 93 Fürsorgestellen an 4697 Pflegefälle gesandt. Schließlich wurden noch zur Bestreitung der Wohnungskosten insgesamt in 115 Fürsorgestellen Mietszuschüsse verausgabt, davon in 107 Fürsorgestellen allein an 2643 bedürftige Fürsorglinge. Die größten Zahlen sind hier durchwegs in Berlin-Brandenburg, Westfalen, Ost-, Westpreußen, Pommern und Bayern zu finden. In 11 Fürsorgestellen wurden auch noch Liegestühle an 224 Patienten verliehen, sodann kamen in 13 Fürsorgestellen an 2328 Fürsorglinge Thermometer und in fast allen Spuckflaschen an Offentuberkulöse zur Verteilung, insgesamt an 11 235 Personen. Dagegen wurden nur an 6239 Einzelpersonen in 140 Fürsorgestellen und noch in 60 weiteren Desinfektionsmittel zur Unschädlichmachung des tuberkelbacillenhaltigen Auswurfs abgegeben. Also nur ein Bruchteil der hier zur Besprechung stehenden Fürsorgestellen stellte Sputumdesinfektionsmittel ihren Tuberkulösen zur Verfügung, was m. E. überaus bedauerlich ist. Es klingt direkt wie ein Hohn auf alle die in den letzten Jahrzehnten aufgewandte, recht mühselige Forscherarbeit, wenn jetzt, wo es endlich gelungen ist, einwandfreie, in verhältnismäßig kurzer Zeit sicher abtötende Sputumdesinfektionsmittel zu finden, von berufener Seite erklärt wird, wir haben für die Unschädlichmachung der Sputumtuberkelbacillen keine chemischen Desinfektionsmittel nötig. Ihnen scheint vielmehr die Abkochung des Sputums auf dem Küchenherde, das Entleeren des Sputums in Papierservietten oder Zeitungspapierballen und das Ausgießen der Sputumgefäße ins Klosett für die Praxis geeigneter zu sein. Wie UHLENHUTH, HAILER und ich[1]) vor kurzer Zeit mehrfach dar-

---

[1]) UHLENHUTH, JÖTTEN u. HAILER: Med. Klinik 1921, Nr. 10; UHLENHUTH u. JÖTTEN: Arch. f. Hyg. Bd. 90 u. 91. 1922.

gelegt haben, ist dieses vom hygienischen Standpunkt aus den anderenorts veröffentlichten Gründen aber nicht ganz unbedenklich. Außerdem erscheint es auch inkonsequent, wenn man einerseits den Tuberkulösen anhält, beim Husten, Niesen und Sprechen wegen des Versprühens der Sputumteilchen recht vorsichtig und rücksichtsvoll gegen seine Mitmenschen zu sein, und andererseits das entleerte Sputum als eine harmlose Flüssigkeit behandelt, die man ohne weiteres in den Ausguß gießen darf. Das wirkt sicherlich nicht erzieherisch auf den Kranken. Wie wir weiter gezeigt haben, stehen einwandfreie Desinfektionsmittel zu diesem Zweck zur Verfügung, von denen sich das Alkalysol in 5 proz. Verdünnung bei 4 stündiger Einwirkungszeit wegen seines immerhin recht mäßigen Preises am meisten für die Fürsorgepraxis eignet[1]). Seine Anwendung ist recht einfach, eine entsprechende Gebrauchsanweisung für die Praxis von uns ausgearbeitet und von UHLENHUTH vor einiger Zeit der Öffentlichkeit zugänglich gemacht worden. Das D.Z.K. hat den Vertrieb derselben übernommen. Der Wichtigkeit wegen möchte ich die Gebrauchsanweisung nochmals zum Abdruck bringen.

Anweisung zur Desinfektion tuberkulösen Auswurfs mit alkalischen Kresolpräparaten (Alkalysol, Parmetol).
Von Geh. Reg.-Rat Prof. Dr. UHLENHUTH, Marburg.

1. Die Präparate Alkalysol und Parmetol[2]) sind für die Desinfektion von Auswurf nicht in konzentrierter Form, sondern in 5 prozentigen Verdünnungen anzuwenden.

Da durch die unverdünnten Originalpräparate empfindliche Gegenstände und unter Umständen auch die Haut geschädigt werden können, ist bei der Herstellung der Verdünnungen sorgfältig darauf zu achten, daß dabei nichts von den unverdünnten Originalpräparaten verschüttet oder verspritzt wird.

2. Die Herstellung der 5 prozentigen Verdünnungen wird zweckmäßig in der Weise vorgenommen, daß jeweils 5 ccm des anzuwendenden Präparates zu je 100 ccm (= $^1/_{10}$ Liter) Leitungswasser zugesetzt und darin durch kräftiges Schütteln verteilt werden. Zu 200 ccm (= $^2/_{10}$ Liter) Leitungswasser werden dementsprechend zweimal 5 ccm, zu 300 ccm (= $^3/_{10}$ Liter) Leitungswasser dreimal 5 ccm usf. des betreffenden Präparates zugegeben.

Das Abmessen der unverdünnten Präparate erfolgt am besten in dem den Originalflaschen beigegebenen Meßgefäß; für das Abmessen des Wassers können zweckmäßig leere Originalflaschen verwendet werden, die mit einer entsprechenden Maßeinteilung versehen sind.

Die angebrochenen Originalflaschen und die Flaschen mit den hergestellten Verdünnungen sind gut verkorkt aufzubewahren. Die 5 prozentigen Verdünnungen der Präparate können so längere Zeit (bis zu 4 Wochen) gebrauchsfähig vorrätig gehalten werden.

---

[1]) Neuerdings konnten UHLENHUTH, HAILER und ich noch das Chloramin und Sputamin in 5 prozentigen Lösungen ebenfalls wirksam finden.

[2]) Alkalysol und Parmetol sind in Originalflaschen von der Firma Schülke u. Mayr, Lysolfabrik, Hamburg 39, zu beziehen.

3. Zur Desinfektion des Auswurfs wird die 5prozentige Verdünnung eines der beiden Präparate:

a) entweder zur nachträglichen Desinfektion zu dem bereits in dem Spuckgefäß aufgefangenen Auswurf in doppelter Menge — also auf einen Raumteil Auswurf zwei Raumteile der 5prozentigen Verdünnung — zugegeben. Das Gefäß bleibt dann mit seinem Inhalt, nachdem auch seine Innenwände durch leichtes Hin- und Herschwenken gut abgespült sind, mindestens noch 4 Stunden stehen,

b) oder als vorherige Zugabe schon in das leere Spuckgefäß vor der Benutzung durch den Kranken in einer Menge eingefüllt, die etwa doppelt so groß ist als die während der Benutzungszeit von dem Kranken erfahrungsgemäß entleerte Auswurfsmenge. Nach der letzten Benutzung muß das gefüllte Gefäß, nachdem durch leichtes Hin- und Herschwenken seine Innenwände gut abgespült sind, mit dem Inhalt ebenfalls mindestens 4 Stunden stehen bleiben.

Taschenspuckflaschen werden zweckmäßig vor ihrer Benutzung zu zwei Dritteln mit einer 5prozentigen Verdünnung eines der beiden Präparate gefüllt. Nach der letzten Benutzung bleiben sie mit Inhalt gleichfalls noch 4 Stunden stehen.

4. Nach mindestens 4stündiger Einwirkung des Desinfektionsmittels kann der Inhalt der Spuckflasche in den Abort entleert werden.

Die Spuckgefäße selbst werden danach zweckmäßig zur Desinfektion ihrer Außenwände nochmals mindestens 2 Stunden in einem bedeckten Behälter (irdener Topf mit Deckel oder dergleichen) in eine 5prozentige Verdünnung eines der beiden Präparate so eingelegt, daß sie von der Flüssigkeit völlig bedeckt sind.

Diese Lösung kann ohne Erneuerung etwa 4 Wochen benutzt werden.

Nach beendeter Desinfektion sind die Spuckgefäße mit Leitungswasser gründlich zu spülen.

5. Die Desinfektion mit Auswurf beschmutzter Wäsche (z. B. Taschentücher) kann ebenfalls durch Einlegen in eine 5prozentige Verdünnung eines der beiden Präparate erfolgen. Die Wäsche muß von der Flüssigkeit vollständig bedeckt sein und 4 Stunden in ihr belassen werden.

6. In Heilstätten und Krankenhäusern, wo viele Spuckgefäße in möglichst kurzer Zeit zu desinfizieren sind, kann für die nachträgliche Desinfektion des Auswurfs (vgl. Ziffer 3a) die Zeitdauer der Desinfektion von 4 auf 2 Stunden verkürzt werden, wenn die 5prozentige Verdünnung der Präparate, auf 80° C erwärmt, dem Auswurf in dem unter Ziffer 3a angegebenen Verhältnis zugesetzt wird. Unmittelbar nach dem Zusatz der 80° C warmen 5prozentigen Verdünnung sind die Innenwände der Spuckgefäße durch leichtes Hin- und Herschwenken sorgfältig abzuspülen.

Da auf diese Weise eine einwandfreie Sputumdesinfektion im Hause des Tuberkulösen leicht vorgenommen werden kann, so ist es m. E. Pflicht der Fürsorgestellen, der breiten Anwendung der sicher wirksamen chemischen Desinfektionsmittel bei ihren Fürsorgepatienten mehr Förderung zuteil werden zu lassen.

Gleichfalls unzureichend ist auch die Zuweisung von Mietszuschüssen, da von 115 Fürsorgestellen nur 123 026,13 Mark zur Verfügung gestellt wurden. Hier wird aber in der Folgezeit auch wohl kaum eine Wendung zum Bessern zu erhoffen sein, da bekanntlich allenthalben die Wohnungsverhältnisse sehr im argen liegen und einfach wegen Geld- und Wohnungsmangels eine Änderung zu dem Unmöglichen gehört. Es sollte aber trotzdem durch engere Fühlungnahme mit den Wohnungspflegeämtern eine Besserung erstrebt werden, dann wird selbst beim Fehlen des Geldes manchmal doch noch eine Besserung der Wohnungsverhältnisse für die Tuberkulösen durchzusetzen sein.

Was sonst noch für die Fürsorglinge geschah, bringen Berichte aus 201 für 1919 und 505 Fürsorgebezirken für 1920 (s. Tabelle 32). Im Jahre 1920 wurden annähernd 30 000 Personen = $^1/_{20}$ aller Besucher mit ärztlicher Behandlung versorgt, was besonders oft in Thüringen, Westfalen und Sachsen, vor allem in den drei kleineren Größengruppen geschah. Die ärztliche Behandlung konnte hier sogar bei $^1/_{10}$ bis $^1/_4$ der Besucher oder bei 20—51 pro je 10 000 Einwohner durchgeführt werden. Im Jahre 1919 waren die Ziffern noch durchwegs geringer. In den Fürsorgestellen Borstendorf, Wermsdorf und Leipzig-

Tabelle 32.

Überweisungen der Fürsorglinge in den Berichtsjahren 1919 und 1920.

Berichtsjahr	Zahl der F.-Bez.	Zahl der Einwohner	a) ärztliche Behandlung	b) Heilstätte	c) Krankenhaus	d) Invalidenheim	e) Genesungsheim	f) Erholungsstätte	g) Seebäder	h) Solbäder	i) Ferienkolonien	k) Landpflege	l) anderweitig
1919	201	12 146 891	4922	8501	2177	427	1760	8013	758	3147	2862	2153	6047
	in % der Besucher		1,32	2,28	0,5	0,11	0,47	2,2	0,2	0,8	0,77	0,58	1,6
	auf je 10 000 Einw.		4,05	7	1,7	0,3	1,4	6,6	0,7	2,6	2,3	1,7	4,9
1920	505	21 592 573	28 942	17 441	5254	242	2714	10 504	2412	16 933	4116	3418	3581
	in % der Besucher		5,27	3,17	0,95	0,04	0,49	1,9	0,43	3,1	0,75	0,62	0,65
	auf je 10 000 Einw.		13,4	8	2,4	0,11	1,2	4,8	1,1	7	2	1,5	1,6

Land in Sachsen, Lebbin i. P., Bladenhorst, Engersloh, Riemke und Hordel i. W. und Messingwerk i. Br. war allen Patienten ärztliche Behandlung versorgt worden und außerdem noch mehr als 100 Patienten auf je 10 000 Einwohner in den Fürsorgestellen Pulsnitz, Glashütte i. S., Friedrichroda, Milla, Ruhla i. Th., Dinklage und Delmenhorst in Norddeutschland, Weißstein i. Schl., Guben in Brandenburg, Südlohn, Harpen, Hordel und Herford-Stadt i. W.

Für 17 441 Kranke wurde 1920 und für 8501 1919 ein Heilstättenantrag gestellt. Wenn viele von diesen Anträgen infolge Platzmangels auch nicht zur Durchführung kamen, so kann man doch wohl annehmen, daß beim Belegen der im Jahre 1920 im ganzen Deutschen Reiche zur Verfügung stehenden 17 584 Heilstättenbetten für Erwachsene und 14 000 Betten für Kinder die Fürsorgestellen schon ganz erheblich beteiligt waren. Bessere Resultate würden sicher noch zu erzielen sein, wenn, wie schon früher geschildert, die Fürsorgestellen die Zentralen für das Belegen der Heilstättenbetten würden. Am besten haben hier wieder Westfalen, Thüringen und Sachsen und außerdem Norddeutsch-

land und Rheinland für ihre Kranken gesorgt, und zwar in den kleinsten
Bezirken und weiter noch in denen mit 100 000—500 000 Einwohnern.
Für mehr als 30 auf je 10 000 Einwohner waren Anträge gestellt worden
in Pulsnitz (31), Blankenburg (38), Wildershausen (30), Bladenhorst (73),
Lichtentanne (38), Messingwerk (32), Riemke (31), Neheim (100),
Wiedenbrück (46), Harpen (50), Gütersloh (52), Gerthe (36), Herford-
Stadt (38), Neuß (68), Kreuznach (149), Schöneberg (54), Stettin (36),
Charlottenburg (98), Königsberg (68), Bremen (141), Dortmund (54)
und Frankfurt a. M. (274).

Auch die Zahl 5254 resp. 2177 der Krankenhaus- und der 242 resp.
427 Invalidenheimüberweisungen, die beide hauptsächlich für die
Entfernung und Asylierung der gefährlichen Bacillenstreuer in den
Endstadien in Frage kommen müssen, ist nicht ganz klein, zumal

Tabelle 33. Anstaltsbehandlungen, Versendungen usw. auf je 10 000
Einwohner.

Im Jahre	Leipzig	Dresden	Stettin	Berlin	Mann-heim	Charlot-tenburg	Halle	Hamburg
1920	13,0	23,2	97,3	16	39	63	37	48
1919	12,3	11,9	62,4	32	23	?	49	23,5
1918	14,5	10,1	46,5	35	16	80	20	20,5
1917	10,5	7,4	35	26,5	10,5	105	?	16,5
1916	14,1	5,3	32	10	10	88	?	?
1915	12,0	2,9	21	2,5	9	74	?	11
1914	9,6	?	22,5	0,95	11,5	57	23,5	
1913	10,8	12,8	20				20	
1912	10	11,3	20					
1911	9,7	19,1	14,5					

gerade die Unterbringung derartiger Tuberkulöser in Krankenhäusern
ziemlich schwierig ist und nur sehr wenig Spezialkrankenhäuser bis
jetzt existieren. Am meisten waren hier wieder Westfalen, Thüringen
und Norddeutschland beteiligt. Die besten Zahlen fanden sich wiederum
in den zwei kleinsten Bezirken und dann in den mit 250 000—500 000
Einwohnern und in folgenden einzelnen Fürsorgestellen, die mehr als
30 auf je 10 000 Einwohner im Jahre 1920 derartig untergebracht
haben: Borstendorf (40), Wildershausen (63), Leitung (42), Nodhemb
(60), Engersloh (55), Hersenwinkel (32), Südlohn (71), Ruhla (48),
Dinklage (83), Riemke (38), Bremen (80), Dortmund (95) und Frankfurt.
Daß aber die Übersendungen in Heilstätten und Krankenhäuser usw.
in der letzten Zeit in manchen Städten von Jahr zu Jahr besser geworden sind, lassen die Berichte aus Stettin, Mannheim, Hamburg
u. a. deutlich erkennen (s. Tabelle 33).

Demgegenüber stellen aber alle Überweisungsziffern nur kleine
unwesentliche Bruchteile der Fürsorglinge dar, was besonders deutlich

7*

wird bei der Umrechnung auf je 10 000 Einwohner, mit Ausnahme der ca. 17 000 Soolbäder und 10 504 Erholungsstättenbesorgung im Jahre 1920, zumal von den letzteren 1920 erst ca. 150 Anstalten existierten. Auch hier sind wieder Westfalen, Thüringen, Rheinland und Sachsen unter den Bezirken mit den größten Beteiligungsziffern. Über 50 pro 10 000 Einwohnern wurden Soolbäder beschafft in Hermsdorf (160), Milla (209), Dinklage (380), Riemke (179), Hordel (1680), Wiedenbrück (105), Gütersloh (162), Harpen (80), Gerthe (82), Heppenheim (59), Greifswald (64), Lüdenscheid (66), Herford-Stadt (54), Bielefeld-Stadt (81), Leipzig-Land (52), Bochum-Stadt (52) und Dortmund (71). Die günstigsten Zahlen bezüglich der Erholungsstätten waren in Bladenhorst (106), Riemke (63), Hordel (90), Dramburg (50), Lüdenscheid (68), besonders aber in Chemnitz (662), Charlottenburg (446), Königsberg (76) und Dortmund (137). In diesen Zahlen fehlen aber sicherlich wohl fast alle die vielen tuberkulosebedrohten und unterernährten Kinder, die dank dem Entgegenkommen des neutralen Auslandes monatelang in die Schweiz, Holland, Norwegen, Schweden, Dänemark und Finnland verschickt werden konnten. Die Versorgung dürfte also noch erheblich größer sein, als dieses in den eben mitgeteilten Zahlen zum Ausdruck kommt, ebenso wie bei den Zuteilungsziffern von Milch, Lebertran und sonstigen Lebensmitteln, die dank der Unterstützung der Deutsch-amerikaner und namentlich der Quäkervereinigung vielen blutarmen und skrofulösen Kindern zugute gekommen sind.

Schließlich gehört noch zur Versorgung der Tuberkulösen die Arbeitsvermittlung, der von den allermeisten Fürsorgestellen aber noch viel zu wenig Beachtung geschenkt wird. Fand ich doch nur in Berichten von 5 thüringischen Fürsorgestellen für das Jahr 1919 dahingehende genaue zahlenmäßige Angaben. Es hatten die Stellen in Gera 4 Fürsorglingen, Altenburg 2 Fürsorglingen, in Eisenach, Koburg und Zeulenroda je 1 Fürsorgling Arbeit vermittelt. Weiter ging nur aus einigen anderen Berichten, z. B. von Charlottenburg, Stettin, Dresden, Leipzig, Chemnitz, Halle und Dortmund hervor, daß sie diesem Problem besondere Beachtung zuteil werden ließen. Diese Feststellung ist um so bedauerlicher, als doch schon seit vielen Jahren auf die Arbeitsvermittlung von vielen Fachleuten, besonders von PÜTTER[1]), BESCHORNER[2]), GOTTSTEIN[3]), KAYSERLING[4]), BRÄUNING[5]) und BELIN[6]) hingewiesen

---

[1]) PÜTTER: Verhandl. des D.Z.K. 16. V. 1903.

[2]) BESCHORNER: Verhandl. des D.Z.K. 5. VI. 1914, 23. V. 1917; Ausschußverhandl. des D.Z.K. 10. V. 1910.

[3]) GOTTSTEIN: Tuberkul.-Fürs.-Blatt 1915, Nr. 6.

[4]) KAYSERLING: Tuberkulosis Bd. 6, S. 331; Tuberkul.-Fürs.-Blatt 1916, Nr. 1.

[5]) BRÄUNING: Tuberkul.-Fürs.-Blatt 1916, Nr. 3; Zeitschr. f. Tuberkul. Bd. 28, Heft 1.

[6]) BELIN: Tuberkul.-Fürs.-Blatt 1916, Nr. 3; Tuberkulosis Bd. 15, Nr. 9.

und dieses Thema bereits in den Jahren 1899, 1910, 1914 und 1917 besonders für die aus den Heilstätten Entlassenen Gegenstand der Verhandlungen des D.Z.K. gewesen ist.

Die Arbeitsvermittlung kommt in Frage bei solchen Fürsorglingen, die

1. zwar voll arbeitsfähig sind, durch ihre Arbeit aber zur Ausbreitung der Tuberkulose beitragen können, indem sie einmal das Publikum gefährden, das sich ihrer bedient, und zweitens ihre Mitarbeiter der Infektionsgefahr aussetzen;

2. erwerbsbeschränkt sind und den Anforderungen ihres Berufes nicht mehr vollauf nachkommen können;

3. aus Heilstätten entlassen werden, und schließlich

4. solche, die erwerbsunfähig werden.

Diese letzteren kommen streng genommen für die Arbeitsvermittlung nicht mehr in Frage, sondern sie sind wohl größtenteils Invalidenheimen oder Krankenhäusern resp. Spezialkrankenhäusern zu überweisen.

Viel schwieriger ist es aber, für die anderen Kategorien geeignete Arbeit zu verschaffen, da oft ein Berufswechsel vorgenommen werden muß, die Arbeitgeber wenig Neigung zeigen, Lungenkranke zu beschäftigen, und die Erwerbsbeschränkten häufig hohe Lohnforderungen stellen, eine Spezialbeschäftigung wünschen und sich schließlich nachher selbst eine andere, manchmal ihnen nicht zuträgliche Beschäftigung besorgen.

Bei der 1. Kategorie wird man, solange eine gesetzliche Regelung noch aussteht, am besten wohl in der Weise vorgehen, wie sie Bräuning im Geschäftsbericht 1920 für Stettin vorschlägt. Er findet es im höchsten Grade unzweckmäßig, diese Kranken arbeiten zu lassen, während viele gesunde Leute täglich Arbeitslosenunterstützung bekommen und doppelt so viele Erwerbslose Arbeit suchen. Er schlägt vor, diese Kranken aus ihrer Arbeitsstätte zu entfernen, ihnen Arbeitslosenunterstützung zu geben, außerdem eine Krankenrente und, wenn diese Mittel nicht zu einer gesundheitlichen Lebensführung für sie und ihre Familie genügen, noch eine Unterstützung aus der öffentlichen Gesundheitspflege, bis sie eine einwandfreie Beschäftigung gefunden haben.

Bei der 2. Kategorie dürfte eine innige Zusammenarbeit der Fürsorgestellen mit Arbeitsämtern, allgemeinen Arbeitsnachweisen mit besonderen Abteilungen für Erwerbsbeschränkte (Lungenkranke inkl.) empfehlenswert sein, wie jahrelange schon ganz zufriedenstellende Erfahrungen in Berlin, Charlottenburg[1]), Chemnitz[2]), Straßburg[3]) usw.

---

[1]) Siehe Becker: Verhandl. des D.Z.K. 5. VI. 1914.

[2]) Siehe Oertel: Tuberkul.-Fürs.-Blatt 1915, Nr. 15. — Siehe Feder: Mitteilungen des Vereins zur Bekämpfung der Schwindsucht in Chemnitz und Umgebung 1918, Nr. 6.

[3]) Mitteilungen des elsaß-lothringischen Landesvereins zur Bekämpfung der Tuberkulose 1918, Heft 2.

bewiesen haben. Im Zusammenhang damit müßten dann besondere Arbeitsmöglichkeiten für erwerbsbeschränkte Tuberkulöse der Fürsorgestelle von den Kommunen usw. ins Leben gerufen werden, wie dieses bereits in Charlottenburg, Dresden, Halberstadt[1]) und anderen Orten geschehen ist.

Für die die aus Heilstätten Entlassenen umfassende 3. Kategorie dürfte am zweckmäßigsten die in Dresden[2]) seit langem gebräuchliche Methode sein, die darin besteht, daß schon vor Antritt einer Heilstättenkur durch den Arbeitgeber die Wiederaufnahmemöglichkeit der alten Arbeit nach Beendigung der Kur schriftlich zugesichert wird. Sobald eine Unterbringung in eine Lungenheilanstalt bei der Landesversicherungsanstalt beantragt ist, wird der betreffende Fürsorgling auf dem beigegebenen Vordruck aufgefordert, sich vor der Kur eine schriftliche Zustimmung seines Arbeitsherrn geben zu lassen.

Fürsorgestelle für Lungenkranke
Dresden-N., Kaiser-Wilhelm-Platz 1
Sprechstunden: Dienstag 5—7, Freitag 11—1 Uhr

Mitteilung
an

Dresden, den . . . . . 191..

Wie dem Unterzeichneten von der Landesversicherungs-Anstalt mitgeteilt wird, ist für Sie die Unterbringung in eine Lungenheilstätte beantragt worden, deren Genehmigung allerdings zur Zeit noch aussteht. Die auf der Auskunfts- und Fürsorgestelle für Lungenkranke Dresden-Neustadt gesammelten Erfahrungen haben gelehrt, daß Lungenkranke durch die Unterbringung in eine Heilanstalt ihre Stellung häufig verlieren und nach beendeter Kur nur sehr schwer wieder Arbeit finden können. Da durch diese oft Monate andauernde Arbeitslosigkeit, und die häufig durch sie bedingte Notlage, der Erfolg der Heilstättenkur stark beeinträchtigt, ja sogar vollständig aufgehoben wird, so macht Sie der Unterzeichnete darauf aufmerksam, daß Sie sich bereits

vor der Kur die — möglichst schriftlich zu gebende — Gewißheit verschaffen, daß Sie nach Entlassung aus der Heilstätte in Ihr jetziges Arbeitsverhältnis wieder eintreten können resp. daß Sie von Ihrem bisherigen Arbeitgeber wieder anderweitige Stellung erhalten.

Unterzeichneter ersucht Sie, ihm

1. noch vor Antritt der Kur von dem Ergebnis Ihres in höflicher Form an Ihren Arbeitgeber zu richtenden Gesuches persönlich unter Vorlegung des Antwortschreibens Ihres Arbeitgebers Kenntnis zu geben und ihm
2. nach beendeter Kur mitzuteilen, ob und wann Sie wieder Beschäftigung erlangt haben.

Sollten Sie noch irgendeine nähere Auskunft wünschen (z. B. wegen Abfassung des Gesuches), so erhalten Sie dieselbe auf der Fürsorgestelle Dresden-Neustadt zu den oben angegebenen Sprechstundenzeiten.

Dr. med. H. BESCHORNER,
Arzt der Fürsorgestelle für Lungenkranke Dresden-Neustadt.

---

[1]) Siehe WEISSENBORN: Verhandl. des D.Z.K. 5. VI. 1914.

[2]) Siehe bei BESCHORNER und Jahresber. der Dresdner Fürsorgestellen 1911 bis 1918.

Dieses Schreiben ist auf der Fürsorgestelle Dresden-Neustadt dem Fürsorgestellenarzte persönlich als Ausweis vorzuzeigen.

Tabelle 34.

	1912	1913	1914	1915	1916	1917	1918	Insgesamt
1. Der Arbeitgeber erklärt sich ohne weiteres bereit, den Kranken nach Rückkehr aus der Heilstätte wieder in Arbeit zu nehmen . . .	60	56	9	29	21	26	40	241
2. Der Arbeitgeber will keine Bescheinigung ausstellen	2	1	0	4	4	1	6	18
3. Der Arbeitgeber verpflichtet sich nicht, da er nicht weiß, ob er Arbeit hat	0	0	3	1	3	1	2	10
4. Der Kranke hält schriftliche Bescheinigung nicht für nötig . .	0	3	5	1	2	5	21	37
5. Der Kranke will es darauf ankommen lassen	0	2	1	0	0	3	0	6
6. Der Kranke hat keine Lust, die alte Arbeit wieder aufzunehmen	0	2	1	2	0	1	9	15
7. Der Kranke hat militärisches Arbeitskommando	0	0	0	0	2	1	—	3
8. Der Kranke ist Beamter im städtischen Betriebe	0	5	0	0	0	2	2	9
9. Der Kranke hat seine Stellung bereits vorher aufgegeben . . .	11	5	6	10	8	3	6	49
10. Der Kranke war selbständig oder verheiratete Frau	0	2	3	8	9	0	1	23
11. Der Kranke war Saisonarbeiter .	0	6	3	1	0	0	0	10
12. Stellung bleibt durch Verschiebung der Heilstättenkur auf den Winter erhalten	0	0	1	0	3	0	0	4
13. Der Kranke will bei den Eltern bleiben	0	1	1	2	5	0	0	9
14. Der Kranke war ohne jedes Interesse	14	4	0	0	0	0	0	18
Im ganzen wurden Versuche zur Arbeitsvermittlung gemacht . . .	87	87	33	58	55	44	88	452

Wie die Tabelle zeigt, ist es auf diesem Wege den Auskunfts- und Fürsorgestellen in Dresden gelungen, in den Jahren 1912—1918 (die Zahlen für 1919—1920 waren mir leider nicht zugängig) in 53,3% aller zur Versendung kommenden Heilstättenpatienten die Arbeit zu sichern und nur in 6,1% wurde die Zusicherung ausdrücklich verweigert. Für die übrigen Patienten war entweder die Arbeitswiederaufnahme sowieso schon gesichert resp. anderweitig geordnet (10,8%), oder die Arbeit war nur vorübergehender Natur resp. schon vor dem Heilstättenantrag (13,0%) aufgegeben, oder der Fürsorgling (16,8%) hatte gar kein Interesse an der vorherigen Regelung.

Für diese erfolglosen Fälle wird man ebenso wie an den Orten, wo keine derartigen Abkommen mit den Arbeitgebern zu erzielen sind, wieder auf die Zusammenarbeit mit Arbeitsnachweisen, besonders aber

Tabelle 35. Berufs- und

	1906	1907	1908	1909	1910	1912	1913
1. Baugewerbe	79	127	169	133	123	100	157
2. Beherbergung und Erquickung	25	36	65	74	90	62	88
3. Bekleidung und Reinigung	60	177	151	238	127	128	132
4. Chemische Industrie	3	—	—	2	—	3	7
5. Felle, Haare, Hadern	4	4	7	10	11	11	10
6. Fette, Öle, Lack, Firnisse usw.	10	29	41	32	36	39	31
7. Gärtnerei, Land- und Forstwirtschaft	—	4	6	7	5	6	5
8. Gasanstalten	—	—	—	—	—	—	—
9. Glas-, Porzellanfabriken, Töpfereien	4	12	13	14	8	6	16
10. Holz und Schnitzstoffe	52	86	126	144	124	98	107
11. Instrumente	3	3	—	—	1	5	1
12. Leder, Gummi	4	6	9	16	4	4	7
13. Metallverarbeitung	66	290	263	255	291	294	261
(+ Fabrikarbeiter)	(52)	(133)	(142)	(142)	(139)	(147)	(138)
14. Nahrungsmittel	12	25	13	14	32	23	9
15. Papier und Pappe	27	51	90	62	55	55	76
16. Polygraphisches Gewerbe	66	110	93	102	130	126	127
17. Steinbearbeitung	11	24	40	30	28	27	31
18. Textilindustrie	30	63	96	50	43	59	60
19. Verkehrsgewerbe	92	223	282	220	244	187	285
20. Bureau- u. Kontorpersonal u. Markthelfer in Betrieben aller Art	97	124	147	184	171	181	182
21. Sonstige Berufe	3	7	8	7	4	6	7
22. Freiwillige Berufe	19	8	12	6	20	18	23
23. Krankenpersonal	2	2	1	—	—	5	1
24. Fabrikarbeiter	52	133	142	142	139	147	138
25. Lehrer, Erzieher, Schüler usw.	8	11	1	2	4	13	—
Männer	463	556	704	680	653	584	517
Frauen	237	557	602	582	615	628	626
Kinder	45	245	459	394	423	412	517
	745	1358	1765	1656	1691	1624	1660

mit solchen für erwerbsbeschränkte Personen angewiesen sein, am besten im Einvernehmen mit den Heilstättenärzten und vor allem mit den Landesversicherungsanstalten, da es sich ja hier meist um die Versorgung versicherter Personen handeln wird. Gerade die Landesversicherungsanstalten haben sich schon seit längerer Zeit gemeinsam mit den Arbeitsnachweisen der aus Heilstätten entlassenen Versicherten

Todesursachenstatistik.

Sterbefälle der Mitglieder der Orts-Kr.-K. an Lungentuberkulose im Jahre 1913			Danach Sollzahl der jährlich nötigen Neuaufnahmen	Die Sollziffer wurde in den einzelnen Berufen bis zu ? % erreicht in den Jahren						
M.	W.	Insgesamt		1906 %	1907 %	1908 %	1909 %	1910 %	1912 %	1913 %
28	—	28	280	28,2	45,4	60,4	47,5	43,9	35,7	56,1
12	9	21	210	11,9	17,1	30,9	35,2	42,9	29,5	41,9
9	24	33	330	18,2	53,6	45,8	72,1	38,2	38,5	40,0
1	5	6	60	5,0	—	—	3,3	—	5,0	11,7
2	2	4	40	10,0	10,0	17,5	25,0	27,5	27,5	25,0
—	—	—	0	—	—	—	—	—	—	—
10	4	14	140	—	2,9	4,3	5,0	3,5	4,3	3,5
1	—	1	10	—	—	—	—	—	—	—
2	1	3	30	13,3	40,0	43,3	46,7	26,7	20,0	53,3
15	1	16	160	32,5	53,8	78,1	83,8	77,5	61,3	66,8
7	1	8	80	3,7	3,7	—	—	1,3	6,3	1,3
10	5	15	150	2,7	4,0	6,0	16,7	2,7	2,7	4,7
42	4	46	460	14,3	63,0	50,6	55,0	63,3	73,9	56,7
				(25,6)	(92)	(88,0)	(86,3)	(93,4)	(95,8)	(86,7)
5	5	10	100	12,0	25,0	13,0	14,0	32,0	23,0	9,0
17	9	26	260	10,4	19,6	34,6	23,8	21,2	21,2	29,2
25	12	37	370	17,8	29,7	25,3	27,6	35,1	34,1	34,3
5	—	5	50	22,0	48,0	80,0	60,0	56,0	54,0	62,5
2	5	7	70	42,9	90,0	137,1	71,4	61,7	84,3	85,7
18	—	18	180	51,1	123,8	156,6	122,2	135,5	103,8	158,0
60	16	76	760	12,8	16,3	19,3	24,2	22,4	26,8	23,9
6	4	10	100	3,0	7,0	8,0	7,0	4,0	6,0	7,0
21	26	47	470	4,1	1,7	2,5	1,3	4,3	3,8	4,8
290	141	431	4310	17,1	32,6	40,9	38,4	39,2	37,7	38,5

angenommen, wie die Mitteilungen BERNHARDS[1]) und des Reichsversicherungsamtes[2]) erkennen lassen. Sache der Fürsorgestelle wird es aber noch sein, die Arbeitgeber nach Einstellung von Tuberkulösen ausdrücklich darauf hinzuweisen, daß der Kranke nach der Kur noch

[1]) BERNHARD: Tuberkul.-Fürs.-Blatt 1916, Nr. 1.
[2]) Siehe Arbeitsvermittlung für aus Heilstätten entlassene Versicherte. Tuberkul.-Fürs.-Blatt 1916, Nr. 1.

einiger Schonung bedarf, wenn man es überhaupt nicht vorzieht, dort, wo es, wie in Halberstadt oder in Oldenburg [Sannum[1])] möglich ist, die Heilstättenentlassenen zunächst einige Zeit lang mit leichterer Arbeit zu beschäftigen.

Wenn man in dieser hier kurz skizzierten Weise vorgeht, wird es den Fürsorgestellen vielleicht gelingen, für einen großen Teil ihrer arbeitsfähigen Tuberkulösen passende Arbeit zu beschaffen. Sie müssen sich aber von vornherein klar sein, daß es, wie Kayserling[2]) mit Recht betont, leichter ist, 100 Kranke in Heilstätten unterzubringen, als einen einzigen in die für ihn zweckentsprechende Arbeitsart überzuführen.

In diesem Zusammenhange möchte ich auch noch auf den Wert einer gut geführten Berufsstatistik der Fürsorglinge hinweisen. Dadurch wird einmal ermöglicht, festzustellen, wer von den Tuberkulösen in ungeeigneten Gewerben und Betrieben tätig ist, und dann wird aber auch die Möglichkeit gegeben, zu kontrollieren, aus welchen Berufen noch zu wenig Meldungen über Tuberkuloseerkrankungen an die Fürsorgestelle gelangen. Leider ist aber die Berufsstatistik in fast allen Fürsorgebetrieben völlig unzulänglich. Eine derartige, regelmäßig bei den Neuaufnahmen durchgeführte Erhebung fand ich nur in Leipzig, aber auch nur aus den Jahren 1906—1913 (s. Tabelle 35). Will man aus derartigen Zusammenstellungen Schlüsse bezüglich der Erfassung der Lungentuberkulösen ziehen, so ist ein Vergleich mit den Todesfällen an Lungentuberkulose unter den Angehörigen der einzelnen Berufe angezeigt. Da nun aber die meisten Zugänge in den Fürsorgestellen Mitgleider der zugehörigen Ortskrankenkasse sind, so wird es empfehlenswert sein, sich diese Todesfälle der Krankenkassenmitglieder von mehreren Jahren zu beschaffen und daraus die Durchschnittszahlen zu berechnen. Es war mir dieses in Leipzig aber nur für das Jahr 1913 möglich. Rechnet man nun auf jeden dort aufgeführten Todesfall 10 Erkrankte, so wird man die Ideal- oder Sollzahl der für jeden Beruf zu erwartenden Kranken annähernd bekommen. Setzt man dann diese Sollzahl in Beziehung zu den aus den einzelnen Berufen erkrankten Neuzugängen, so bekommt man einigermaßen ein Bild darüber, wie es mit der Erfassung in den einzelnen Kategorien bestellt ist. So zeigt z. B. die Zusammenstellung für Leipzig, daß besonders bei denen im Verkehrsgewerbe, in der Textil-, Metall- und Holzindustrie und bei der Steinbearbeitung Beschäftigten die Erfassung seit Jahren am besten war. Alle anderen Zahlen bleiben weit zurück, ein Fingerzeig für die Fürsorgestelle also, auf die übrigen Berufe erhöhtes Augenmerk zu richten.

---

[1]) Sannum: siehe Düttmann: Verhandl. des D.Z.K. 5. VI. 1914.
[2]) Kayserling: Tuberkul.-Fürs.-Blatt 1916, Nr. 1.

c) Finanzierung der Fürsorgestellen.

Zur Durchführung aller dieser Maßnahmen, die zur Verbesserung der Lage unserer Tuberkulösen führen sollen, gehört aber viel Geld, und wie es in dieser Hinsicht für 1919 und 1920 ausgesehen hat, möchte ich jetzt kurz beleuchten.

Im Jahre 1919 standen 148 Fürsorgestellen mit über 9 Millionen Einwohnern annähernd 300 000 Besuchern, 300 Ärzten und 315 Schwestern 2,76 Millionen Mark zur Verfügung, im Jahre 1920 334 Fürsorgebezirken mit über 16 Millionen Einwohnern, 420 000 Besuchern, 656 Ärzten und 811 Schwestern 12^1/$_2$ Millionen Mark. Das sind 1919 30 Pfennige und 1920 78 Pfennige pro Kopf der Bevölkerung oder 1919 9,80 Mark und 1920 29,90 Mark pro Kopf der Besucher. Ausgegeben wurden aber von denselben Bezirken 1919 über 3 Millionen Mark und 1920 13^1/$_2$ Millionen Mark, die Fürsorgestellen hatten also mithin 1919 mit einem Fehlbetrag von über 300 000 Mark und 1920 gar mit einem solchen von annähernd 1 Million Mark zu arbeiten.

Die meisten Einnahmen sowohl pro Kopf der Einwohner wie der Besucher hatten Thüringen, Westfalen, Sachsen und Berlin-Brandenburg und außerdem Rheinland im Jahre 1920 (s. Tabelle 36). Die BRÄUNINGsche Normalzahl (berechnet nach den Stettiner Erfahrungen) von 1,26 Mark pro Kopf der Bevölkerung und Jahr wird aber in beiden Jahren von keiner dieser Ländergruppen erreicht, sondern nur 1920 von der kleinsten Größenklasse und fast erreicht von der Großstadtklasse mit 250 000—500 000 Einwohnern, nahe heran kamen ferner noch die größte und die 2. Gruppe. Werden aber zum Vergleich die Ausgabezahlen, berechnet auf den Kopf der Bevölkerung und der Besucher, herangezogen, so sieht man, daß die überwiegend größere Mehrzahl der Fürsorgestellen mit ihren Einnahmen nicht ausgekommen ist. Nur die schlesischen, bayerischen und die über 500 000 haben in beiden Jahren ihre Etats nicht überschritten, was außerdem 1920 noch bei der mitteldeutschen, ost-, westpreußischen, pommerschen und norddeutschen Gruppe der Fall war.

Ist somit im allgemeinen im Jahre 1920 eine gewisse Besserung der Finanzierung der Fürsorgestellen zu erkennen, so ist aber doch die Steigerung der Einnahmen von 30 auf 78 Pfennige pro Kopf der Einwohner nicht eine derartige, wie sie der damals einsetzenden und fortschreitenden Geldentwertung entsprach.

Wie HESSE in dem Geschäftsbericht des D.Z.K. für 1921 berichtet, hatten aber schon 99 einzelne Fürsorgestellen einen Etat, der der Stettiner Normalzahl entsprach, außer diesen noch nach meinen Erhebungen weitere 7 Fürsorgestellen, und zwar in Sachsen Leuben (12,02 höchste Einnahmeziffer!) und Glashütte (2,34), in Berlin-Branden-

Tabelle 36. Einnahmen nebst Quellenangabe und Ausgaben nebst Verwendungsart 1919/1920.

Betriebsjahr	Zahl der F.-Bez.	Zahl der Einwohner	Zahl der Besucher	Zahl der Ärzte	Zahl der Schwest.	a) vom Staat	b) Gemeinde — Stadt — Kreis	c) L.V.A.	d) Kassen	e) Mitgliederbeiträge	f) Stiftungen	g) Sonstiges	Zusammen
1919	148	9 254 592	284 174	300	315	103 817,49	800 950,14	206 751,28	175 547,58	73 552,25	311 821,26	542 555,72	2 761 006,52
In % der Gesamteinnahm.						3,7 %	29,02 %	7,4 %	6,3 %	2,6 %	11,3 %	19,72 %	—
1920	334	16 054 686	419 374	656	811	637 675,28	4 481 753,74	2 366 591,65	1 014 356,31	475 874,77	1 071 811,80	2 395 366,31	12 523 256,49
In % der Gesamteinnahm.						5,1 %	35,7 %	18,8 %	8,09 %	3,8 %	8,55 %	19,1 %	—

Ausgaben nebst Verwendungsart.

	Persönliche	Sächliche	Für Kuren	Für Heilmittel	Für Stärkungsmittel	Für Pflegemittel	Für Desinfektionsmittel	Für Wohnbeihilfen	Für sonstige Ausgaben	Insgesamt ausgegeben
1919	589 843,12 / 19,57 %	286 561,59 / 9,3 %	466 265,44 / 15,2 %	17 134,11 / 0,56 %	197 055,81 / 6,7 %	172 244,04 / 5,5 %	21 424,24 / 0,7 %	57 627,87 / 1,85 %	257 699,47 / 8,4 %	3 063 184,95 / 100 %
1920	3 552 779,14 / 26,3 %	1 184 713,10 / 8,9 %	4 726 839,22 / 35,03 %	110 952,08 / 0,8 %	1 092 622,99 / 8 %	251 484,73 / 1,8 %	144 925,83 / 1,07 %	123 026,13 / 0,9 %	2 146 266,39 / 15,9 %	13 489 749,15 / 100 %

Tabelle 37. Einnahmen und Ausgaben pro Kopf der Einwohner und der Besucher. Berichtsjahre 1919/1920.

Länder- oder Größengruppe	1919						1920					
	Zahl der F.-Bez.	Einwohner-zahl	Einnahmen auf den Kopf		Ausgaben auf den Kopf		Zahl der F.-Bez.	Einwohner-zahl	Einnahmen auf den Kopf		Ausgaben auf den Kopf	
			der Ein-wohner	der Be-sucher	der Ein-wohner	der Be-sucher			der Ein-wohner	der Be-sucher	der Ein-wohner	der Be-sucher
			Mark	Mark	Mark	Mark			Mark	Mark	Mark	Mark
1. Sachsen	20	1 884 261	0,48	18,40	0,49	18,76	63	2 001 840	0,54	41,77	0,69	53,52
2. Berlin-Brandenburg	6	493 565	0,65	12,99	0,67	13,45	17	2 779 679	1,14	35,79	1,17	36,57
3. Thüringen	30	610 321	0,45	33,78	0,56	41,84	43	736 658	1,09	37,85	1,11	38,14
4. Mitteldeutschland .	2	50 000	0,11	16,35	0,11	16,39	15	509 073	0,80	69,00	0,71	61,32
5. Schlesien	19	606 580	0,20	9,81	0,19	9,50	35	1 018 963	0,39	22,19	0,37	21,49
6. Ost-, Westpreußen, Pommern	4	470 070	0,22	4,56	0,22	4,70	28	1 392 099	0,71	20,06	0,59	16,52
7. Norddeutschland .	4	1 441 517	0,14	5,10	0,13	5,12	13	1 649 765	0,45	13,31	0,42	12,22
8. Schleswig-Holstein	0	—	—	—	—	—	6	330 826	0,28	52,44	0,54	100,46
9. Westfalen	5	439 524	0,50	2,88	0,52	2,98	81	2 615 497	0,93	46,58	1,07	53,59
10. Rheinland	8	166 210	0,32	16,06	0,49	25,30	16	702 381	1,11	90,26	1,66	131,51
11. Bayern	46	2 280 444	0,17	13,87	0,14	11,84	5	1 132 160	0,63	11,93	0,60	11,36
12. Süddeutschland . .	4	832 000	0,43	17,93	0,46	19,19	12	1 185 745	0,70	28,36	0,79	31,99
I. 0— 5 000 . .	10	38 025	0,89	48,34	1,50	56,57	49	167 526	1,36	67,73	1,55	77,57
II. 5— 15 000 . .	37	339 204	0,50	36,46	0,48	34,52	90	878 483	1,17	68,99	1,30	76,18
III. 15— 50 000 . .	71	2 049 796	0,19	20,45	0,27	23,29	135	4 111 691	0,60	36,30	0,73	43,92
IV. 50—100 000 . .	15	1 142 899	0,14	12,14	0,18	15,72	36	2 614 838	0,53	33,52	0,73	45,18
V. 100—250 000 . .	5	863 000	0,21	5,16	0,25	5,85	13	2 001 800	0,69	24,78	0,71	25,21
VI. 250—500 000 . .	6	1 977 213	0,62	9,29	0,75	11,11	6	2 004 464	1,24	29,54	1,14	27,08
VII. Über 500 000 . .	4	2 864 355	0,16	6,70	0,14	5,69	5	3 275 784	1,05	23,13	1,05	23,09
Insgesamt	148	9 254 592	0,30	9,80	0,33	10,07	334	16 054 686	0,78	29,90	0,84	32,16

burg Charlottenburg (1,52), in Norddeutschland Delmenhorst (1,43), in Westfalen Bladenhorst (10,82!) und Dortmund (1,38) und in Süddeutschland Frankfurt a. M. mit 1,31 auf 10 000 Einwohner.

Mehr als 200 Mark pro Kopf der Besucher hatten Schlettau (541,6), Pobershau, Leuben (592,4), Hermsdorf (546,5), Bladenhorst, Zella-Mehlis, Meuselwitz, Lyck-Stadt, Hohenlimburg, Sundern, Wehlau, Recklinghausen (703,44!), Buer und weitere 24 Fürsorgestellen mehr als 100 Mark für jeden einzelnen ihrer Besucher zur Verfügung.

Diesen recht günstigen Einzelergebnissen stehen aber wieder reichliche Feststellungen gegenüber, wo noch nicht einmal 10 Mark pro

Tabelle 38.

Für Tuberkulosebekämpfung gemachte Ausgaben in Mark auf den Kopf der Bevölkerung.

Im Jahre	Leipzig	Dresden	Stettin	Nürnberg	Charlottenburg
1920	0,41	?	1,05	0,32	1,52
1919	0,18	?	0,35	0,13	0,50
1918	0,13	0,092	0,19	0,07	0,50
1917	0,082	0,064	0,10	0,06	0,45
1916	0,092	0,065	0,07	0,05	0,39
1915	0,085	0,055	0,05	0,07	0,42
1914	0,07	0,058	0,06	0,06	0,38
1913	0,07	0,053	0,02	0,08	
1912	0,07	0,06	0,02	0,07	
1911	0,07	0,046		0,08	

Kopf der Besucher für das ganze Jahr vorhanden waren, und es gab 1920 nach Hesses Erhebungen unter 805 Fürsorgestellen allein 317, die noch nicht einmal 50 Pfennige Einnahmen pro Kopf der Einwohner gehabt hatten. Besonders traurig liegen seit Jahren die Verhältnisse vor allem in den großen Städten, von denen ich einige in der Zusammenstellung der Tabelle 38 zur Wiedergabe bringen möchte. Geradezu trostlos ist es, wie wenig Ausgaben, auf den Kopf der Bevölkerung berechnet, sich die Stellen in Leipzig, Dresden und Nürnberg für ihre Fürsorglinge gestatten konnten. Man muß sich wundern, daß in den aufgeführten Städten überhaupt schon so viel von seiten der Fürsorgestellen erreicht worden ist. Hier muß aber dringend Abänderung geschaffen werden, zumal man bei der Durchsicht der Fürsorgestellennamen, der Länder- und Größengruppen mit den besseren Etats fast alle die wiederfindet, die im Laufe der Beurteilung der Fürsorgetätigkeit beinahe immer unter den bestgenannten auftauchten. Es ist also auch im ganzen Deutschen Reiche die Beobachtung zu machen, wie sie Bräuning[1]) für die pommerschen und ich[2]) für die sächsischen Fürsorgestellen des Jahres 1920 fanden, daß nämlich eine gewisse Parallelität zwischen Arbeitserfolg und guter Finanzierung zu konstatieren ist.

Wie ist aber nun den schlechter gestellten Fürsorgestellen zu mehr Geldmitteln zu verhelfen? Das kann einmal durch Vermehrung der bisherigen Einnahmen und Erschließung neuer Hilfsquellen erreicht werden, die bisher zu wenig gaben, aber hierzu herangezogen werden müßten. Wo dieses nicht möglich ist, könnte dann an eine geeignetere Ausnutzung resp. andere Verwendung der zur Verfügung stehenden Gelder gedacht werden. Wer an der Aufbringung der gesamten Einnahmen in den Jahren 1919 und 1920 beteiligt war, zeigt die Tabelle 36. Wie man daraus ersieht, haben in beiden Berichtsjahren die Städte, Gemeinden und Kreise mit ca. 30—35% den größten Beitrag geliefert, demnächst Stiftungen und Mitgliedsbeiträge, also freiwillige Zuwendungen der privaten Wohltätigkeit vor allem im Jahre 1919, dann die Landesversicherungsanstalten, die mit 18,8% besonders 1920 ganz erheblich beteiligt waren, viel weniger die Krankenkassen mit 8,3 resp. 8,1%. Am geringsten flossen aber die Beiträge des Staates. Einen großen Prozentsatz machen auch noch die unter „Sonstiges“ gebuchten, nicht näher feststellbaren Beträge aus, in denen wahrscheinlich die Beihilfen des D.Z.K. enthalten sind.

Besonders reichlich waren die Stadt-, Gemeinde-, Kreisbeihilfen (s. Tabelle 37) im Jahre 1920 in Sachsen, Schleswig-Holstein, Westfalen, Rheinland und Bayern, die Staatsbeihilfen in Norddeutschland (Hamburg), während von den Landesversicherungsanstalten in Berlin-Brandenburg, Thüringen, Schlesien, Schleswig-Holstein und Bayern höhere Prozentsätze zur Verfügung gestellt wurden; namhaftere Summen zahlten die Kassen in Sachsen, Thüringen, Mitteldeutschland und Westfalen.

Es fragt sich nun, ob die beiden letzteren Faktoren nicht in allen Gruppen, vor allem dort, wo das bis jetzt noch nicht genügend der Fall ist, in gleichmäßigerer erreichbarer Höhe herangezogen werden könnten. Das hängt natürlich von der wirtschaftlichen Lage ab, in der sich die Landesversicherungsanstalten und Krankenkassen befinden. Da es vielen von ihnen in der letzten Zeit sehr schlecht gegangen ist, so wird man aber doch wohl erwarten können, daß sie eine bestimmte Kopfsteuer aller ihrer versicherten Mitglieder in einer bestimmten Höhe an die Fürsorgestellen abführen, wie es ja mancherorts, z. B. in Stettin,

---

[1]) Bräuning: Der Stand der Tuberkulosebekämpfung in Pommern. Tuberkul.-Fürs.-Blatt 1922, Nr. 1.

[2]) Jötten: Die Tätigkeit der Lungenfürsorgestellen Sachsens im Berichtsjahr 1920. Tuberkul.-Fürs.-Blatt 1922. Nr. 11/12.

geschieht und zu großen Beiträgen führen könnte. Ob die Beiträge der Gemeinden, Städte usw. bei der jetzigen Reichssteuergesetzgebung noch weiter zu erhöhen sind, ist auch sehr fraglich, höchstens kämen da die Bezirke und Länder in Frage, die, wie die Tabelle 39 für Berlin-Brandenburg, Schlesien und Norddeutschland ergibt, noch zu sehr hinter dem jetzigen Durchschnitt zurückbleiben.

Tabelle 39. Einnahmen des Berichtsjahres 1920.
In % der Gesamteinnahmen.

Länder- oder Größengruppen		a) Staat	b) Gemeinde	c) L.-V.-A.	d) Kassen	e) Mitglieder	f) Stiftungen	g) Sonstiges
1. Sachsen	63	2,7	48,7	3,2	14,2	1,06	12,5	14,3
2. Berlin-Brandenburg	17	0,03	23,4	57,7	0,3	0,016	2,5	15,7
3. Thüringen	43	8,6	39,3	10,1	11,4	5,8	9,3	16,0
4. Mitteldeutschland	15	2,87	31,6	5,0	13,9	7,2	8,0	15,9
5. Schlesien	35	3,19	27,0	14,1	3,7	4,7	16,9	22,2
6. Ost-, Westpreußen, Pommern	28	0,6	35,4	4,6	9,6	1,3	2,8	45,9
7. Norddeutschland	13	57,9	4,5	4,6	7,1	1,12	11,1	15,5
8. Schleswig-Holstein	6	3,29	58,8	17,0	6,04	—	0,5	14,2
9. Westfalen	81	1,4	45,7	3,7	17,0	1,1	8,0	21,1
10. Rheinland	16	1,3	56,9	3,3	4,7	3,3	5,3	22,9
11. Bayern	5	2,6	45,9	12,2	5,7	1,8	7,4	12,6
12. Süddeutschland	12	0	37,0	3,3	2,7	1,3	32,5	8,9
I. 0— 5 000	49	6,6	54,8	5,6	3,5	1,38	14,1	13,1
II. 5— 15 000	90	4,6	44,7	5,4	9,5	5,2	16,6	13,3
III. 15— 50 000	135	3,7	53,7	5,9	9,5	3,2	7,4	14,9
IV. 50—100 000	36	0,8	38,0	5,8	6,5	1,9	11,1	24,7
V. 100—250 000	13	1,05	52,8	5,2	19,0	0,9	6,8	24,6
VI. 250—500 000	6	0,01	43,0	1,8	9,0	1,1	11,5	32,0
VII. Über 500 000	5	13,0	11,7	56,0	2,2	0,03	3,8	10,4
334 F.-Bezirke		5,09	35,7	18,8	8,09	3,79	8,55	19,1

Zu klein sind aber, abgesehen von Hamburg, bisher die Beihilfen von seiten der Staaten, und da wäre es dringend erwünscht, wenn vor allem das Reich als Steuereinnehmer des gesamten Reiches sich mehr der Finanzierung der Fürsorgestellen annähme und möglichst bald höhere Summen bereitstellte. BLÜMEL macht in dieser Hinsicht einen sehr guten Vorschlag, in dem die Beteiligung der Städte, Kreise, Versicherungen, Arbeitgeber, Länder usw. an der Kostenaufbringung geregelt wird. Für Großstädte sind nach ihm 5 Goldpfennige, für kleinere 7,5, für ganz kleine und Landgemeinden 10—15 Pfennige pro Kopf der Bevölkerung aufzubringen. Als Kostenträger sollen die Gemeinden, Kreise, Bezirke usw. mit 50% des Betrages, mit 25% die Sozialversicherungen herangezogen werden, davon wieder zu $^1/_5$ die Reichs- und Landesversicherungsanstalten und zu $^4/_5$ die Krankenkassen. Das restliche Haushaltsviertel wäre von anderen Stellen aufzubringen; die Arbeitgeber sollen pro Arbeiter 2—4 Goldpfennige, Beamte und Angestellte 2 Goldpfennige bezahlen. Bei leistungsunfähigen Gemeinden sollen die Länder oder das Reich einspringen. Sehr zweckdienlich scheint weiter noch die Sicherstellung der Finanzen durch einen Zweckverband oder eine Zentralarbeitsgemeinschaft nach Breslauer oder Nürnberger Beispiel zu sein. Wird hier nicht die eine oder andere Regelung getroffen, so wird noch mehr, als es bisher mancherorts geschieht, die private Wohltätigkeit die Finanzierung in die Hände nehmen müssen, wenn nicht überhaupt das ganze Fürsorgewesen Schiffbruch erleiden soll.

Was nun eine evtl. bessere Ausnutzung der schon zur Verfügung stehenden Mittel anlangt, so ist der Tabelle 36 zu entnehmen, daß ein Viertel bis ein Fünftel der gesamten Einnahmen für Personalkosten und ca. ein Zehntel für sächliche Ausgaben Verwendung fanden. Hieran dürfte sicherlich nur dann zu sparen sein, wenn, wie in Mannheim und vielen anderen Orten, die Kommune die Besoldung und gleichzeitig die Bereitstellung der Unterkunftsräume übernähme.

Die für Desinfektionsmittel und Wohnungsbeihilfen aufgewandten Beträge sind in beiden Jahren so gering, daß kleinere Sätze keinesfalls in Frage kommen dürften. Im Gegenteil müßten aus den früher geschilderten Gründen eher die Beträge noch etwas erhöht werden. Auch an dem für Pflege und Stärkungsmittel verausgabten Gelde dürfte keine Einsparung möglich sein; denn heute in der Nachblockadezeit ist es eine der vornehmsten Aufgaben der Fürsorgestellen, an der Hebung des Ernährungsstandes des Volkes regen Anteil zu nehmen. Dies ist aber auch ohne allzu große geldliche Belastung durch richtige Zusammenarbeit mit charitativen Vereinen, Verbänden und ausländischen Vereinigungen erreichbar. Anders dagegen steht es mit dem Aufbringen der Kurkosten für Heilstätten und Versendung bedürftiger Patienten. Hier ist m. E. die Aufgabe der Fürsorgestelle erledigt, wenn der entsprechende Antrag durchgedrückt und verwirklicht ist, für Aufenthalt und Kurkosten haben dann die gesetzlich dazu verpflichteten Versicherungsträger aufzukommen. Ausgenommen sind natürlich die nichtversicherten, ganz unbemittelten Patienten, Kinder usw., für die auch die Angehörigen nicht sorgen können. In solchen Fällen muß natürlich eine Beihilfe, die sich nach Möglichkeit in den engsten Grenzen zu bewegen hat, in Frage kommen. Wenn man aber sieht, daß z. B. im Jahre 1920 allein 35,03% der Gesamteinnahmen für diesen Zweck verbraucht sind, so dürfte sich m. E. hier eine größere Sparsamkeit empfehlen, die man anderen wichtigeren Aufgaben, z. B. der Wohnungssanierung, zuwenden könnte. Auch in den 15,9% für sonstige Ausgaben dürfte manch unnütz vertanes Geld stecken, und diese beiden Passivrubriken zusammengenommen machten 1920 allein ca. 7 Millionen Mark aus, von denen die Hälfte allein einen Betrag darstellt, den 1920 die 135 Fürsorgestellen der dritten Größenklasse zusammen für den gesamten Fürsorgebetrieb noch nicht annähernd (3 014 257,38 M.) verausgabt hatten. Durch Sparsamkeit an dieser Stelle wird sicherlich viel zu erreichen sein.

Auch kann aus dem Fürsorgebetrieb selbst mehr Kapital, als es bisher geschieht, gezogen werden, wenn man sich dazu entschlösse, wie es z. B. in Gelsenkirchen jetzt schon der Fall ist, für Ausstellung z. B. von Attesten, Lebensmittelzuweisungskarten usw. kleinere Geldbeträge einzufordern. Auch für die Abgabe von Spuckflaschen, Thermometern usw. könnte man ebenso wie bei der leihweisen Überlassung von Betten, Liegestühlen usw. niedrige Gebühren von den nicht ganz unbemittelten Patienten nehmen. Natürlich dürfte es nur dort möglich sein, wo die Kranken keinen Einspruch erheben; aber hier kann eine richtig geleitete Fürsorgestelle mit gut arbeitenden Schwestern vieles durchsetzen. Weiter bietet auch eine gut eingerichtete Röntgenabteilung Einnahmemöglichkeiten, wie es das Mannheimer Beispiel beweist, wo allein 1920 60 000 M. aus dem Betrieb erübrigt werden konnten. Ein derartiges Vorgehen hat auch noch den Vorteil, daß, wenn Durchleuchtungen und Aufnahmen entsprechend den Tarifsätzen vorgenommen werden, die Fürsorgestellen-Röntgenabteilungen kein Konkurrenzunternehmen darstellen. Wenn man außerdem eine derartige Untersuchungsmöglichkeit in der Fürsorgestelle, soweit es deren Betrieb erlaubt, den am Platze befindlichen Ärzten für ihre Patienten gegen entsprechende Entschädigung in Aussicht stellt, so würde nicht allein dadurch ein neuer Aktivposten geschaffen, sondern auch eine gute Gelegenheit für eine ersprießliche Zusammenarbeit mit der Ärzteschaft geboten.

d) Aufklärung.

Nun zum letzten Punkt des PÜTTERschen Programms, nämlich zur Aufklärung. Was ist in dieser Hinsicht in den Jahren 1919 und 1920 geschehen? Diese Aufklärung hat, um den Kampf gegen die Tuberkulose wesentlich zu unterstützen, nach PÜTTER in dreifacher Hinsicht zu erfolgen. Aufzuklären sind:

1. die Ärzte,
2. die Schwestern und
3. das Publikum.

Zur Aufklärung der Ärzte über das Wesen der Tuberkulose als Krankheit und deren Bekämpfung haben im Jahre 1919 und 1920 von der Fürsorgestellenkommission des D.Z.K. mehrere Vortragskurse in Berlin vom 19. bis 25. Mai 1919 und vom 28. Mai bis 20. Juni 1920 stattgefunden, an denen mehrere hundert Ärzte teilnahmen. Vom Hannöverschen Provinzialverein zur Bekämpfung der Tuberkulose wurden 1919 zwei Fortbildungskurse für Ärzte von 10 tägiger Dauer und ebenso auch im August und September 1920 abgehalten. In Schlesien fanden Besprechungen über Tuberkulosefürsorgetätigkeit im Jahre 1919 statt und besondere Kurse in Landshut und Buchwald im Jahre 1920. Außerdem fand noch die Tätigkeit des Tuberkulosefürsorgearztes in Fortbildungskursen auf der sozialhygienischen Akademie in Breslau besondere Berücksichtigung. Dasselbe geschah in Düsseldorf, Köln und Charlottenburg an gleicher Stelle. Sodann wurde auf Veranlassung der Fürsorgestellen in Ärztekursen in Königsberg, Lübeck, Danzig und in einigen Städten Westfalens, Rheinlands und Thüringens in beiden Jahren und im Jahre 1920 in Rostock, in München vom 4. bis 18. Oktober vor 120 Teilnehmern und vom 6. bis 10. März in Nürnberg das Gebiet der Tuberkulose eingehend erörtert. Weiter konnten vor mehr als 200 württembergischen und hohenzollernschen Ärzten in Tübingen vom 21. bis 23. Oktober 1920 die Tuberkulosefragen und Bekämpfungsmaßnahmen beleuchtet werden. Schließlich geht aus manchen Berichten vor allem größerer Fürsorgestellen hervor, daß durch die Fürsorgestellenärzte häufigere Besprechungen des Tuberkuloseproblems in ärztlichen Vereinigungen erwirkt wurden, wo dann auf die Rolle und Mitarbeit des praktischen Arztes im Tuberkulosekampfe hingewiesen werden konnte.

Noch viel zahlreicher wurden in vielen Städten, hauptsächlich auf Betreiben der Fürsorgestellenärzte oder Schwindsuchtsbekämpfungsvereine, ja vielfach sogar unter beider Führung, Spezialkurse und Vortragsabende für Lungenfürsorgeschwestern abgehalten, in denen das gesamte Gebiet der Tuberkulose und ihrer Bekämpfung unter Bevorzugung der praktischen Tätigkeit erläutert wurde. In Berlin fanden vom 4. August bis 27. September 1919 unter Führung der Fürsorgestellenkommission des D.Z.K. und ebenso vom 12. Oktober bis 6. Dezember 1920 in Berlin besondere Lehrgänge statt. Von der Auskunfts- und Fürsorgestelle Breslau wurden häufigere kurze Lehrgänge für Schwestern, dann ein längerer Lehrkursus und drei Wanderlehrkurse veranstaltet. In Ostpreußen konnte 1919 in Ortelsburg und 1920 in Königsberg in Kursen Schwestern Gelegenheit zur Ausbildung und Aufklärung gegeben werden. In Westpreußen wurde im Winter 1919 ein 4 wöchiger Lehrgang für Tuberkulosefürsorgeschwestern und ein 6 wöchiger Kurs für Landpflegerinnen und vom 6. Januar bis 27. März ein Fortbildungslehrgang für Fürsorgerinnen und in Pommern im Jahre 1920 ein solcher in Stettin abgehalten. Mehrere 10 tägige Lehrgänge im Jahre 1919 und 1920 brachte der Provinzialverein zur Bekämpfung der Tuberkulose in Hannover zustande, ebenso in Witzenhausen einmal im Jahre 1920. In der Provinz Schleswig-Holstein konnten im Jahre 1920 60—70 Fürsorgeschwestern über das Tuberkuloseproblem unterrichtet werden. Vom 22. bis 28. August 1920 war 68 Teilnehmerinnen eines Tuberkulosekursus in der Auskunfts- und Fürsorgestelle in Halle a. S. und außerdem am 8. und 9. Mai in Magdeburg Kleinkinderfürsorgeschwestern die Gelegenheit gegeben, sich über die Tuberkulose zu informieren. Ebenso fanden im Jahre 1920 Lehrgänge in Thüringen für Fürsorgerinnen in Weimar und Mühlhausen in engster Verbindung mit den Fürsorgestellen statt, denen sich weitere vier 14 tägige in Lippspringe in beiden Jahren und im Rheinland in Bonn (1919), in Barmen, Köln und Arenberg anschlossen. Von der Auskunfts- und Fürsorgestelle in Nürnberg wurde gemeinsam mit der Heilstätte Luitpoldheim im Jahre 1919 ein 2 monatiger und im Jahre 1920 ein gleich langer Ausbildungskurs in Lohr a. M. veranstaltet. In Sachsen tat sich in beiden Jahren besonders die Auskunfts- und Fürsorgestelle Chemnitz in der Aufklärung der Schwestern hervor, die sich der Tuberkulosefürsorge zu widmen beabsichtigten. Dieses geschah in mehreren speziellen Unterweisungskursen. An besonderen Vortragsabenden, in denen das gesamte Gebiet der Tuberkulose Erledigung fand und durch Demonstrationen und Lichtbilder erläutert wurde, suchte man in Dresden die Fürsorgeschwestern und die für den Fürsorgerinnenberuf sich vorbereitenden Frauen aufzuklären.

Auch bringt das D.Z.K. aus der Feder des bekannten Tuberkulosepraktikers Beschorner zwei sehr lesenswerte Schriften (1. Anleitung für die Wohnungsbesuche der bei der Tuberkulosebekämpfung mitwirkenden Frauen. 2. Merk- und Nachschlagebüchlein für diejenigen, welche sich an der Tuberkulosebekämpfung beteiligen), die den Schwestern in gedrängter Form alles das bringen, was sie in der praktischen Fürsorgetätigkeit zu beherzigen haben.

Schließlich sind dann noch die wohl in den meisten größeren Fürsorgestellen üblichen, aber auch dringend erwünschten wöchentlichen Konferenzen der Fürsorgeschwestern zu erwähnen, wo sie unter dem Vorsitz des Fürsorgestellenarztes über ihre Erfahrungen und Tätigkeit im praktischen Betrieb zu berichten hatten. Bei dieser Gelegenheit wurde an Hand praktischer Fälle von dem Arzte und Leiter der Fürsorgestelle Aufklärung gegeben über evtl. zu treffende Maßnahmen usw., und aus solchen Besprechungen konnten vor allem die jüngeren Schwestern enorm viel lernen. Diese Erfahrungen haben schon eine ganze Reihe von Fürsorgeärzten gemacht und ist eine Nachahmung dieser wöchentlichen Konferenzen sehr empfehlenswert.

Weiter ist es schon in vielen Fürsorgebezirken Brauch geworden, entsprechend dem früheren Vorgehen Pütters in Berlin die Anfängerinnen zunächst in eine größere, bekanntlich gut arbeitende Fürsorgestelle zu schicken. Dort arbeiteten sie unter der Anleitung einer erfahrenen älteren Schwester und wurden erst dann zu selbständiger Tätigkeit an die kleinere Fürsorgestelle zurückgegeben, wenn sie über ihre Tätigkeit und Aufgaben genügend aufgeklärt und ordentlich ausgebildet waren.

Was nun die Aufklärung des Volkes anlangt, so wird hierüber leider nicht von sehr vielen Stellen Bericht erstattet. Im allgemeinen erfolgt die Aufklärung der Kranken und Angehörigen meist in der Fürsorgestelle gelegentlich der Untersuchungen durch Arzt und Schwester und durch Unterweisung und praktische Vorführung in den Wohnungen der Fürsorglinge durch die Besuchsschwester. Außerdem scheint die Verteilung von Merkblättern, von Gesundheitsvorschriften und des THIELEschen[1]) Schwindsuchtsaufklärungsschriftchens sich überall eingebürgert zu haben. In der Abfassung und Verteilung solcher Merkblätter und Aufklärungsschriften, die für die verschiedenen Altersklassen, Geschlechter, Berufe usw. bestimmt sind, haben sich außer dem Reichsgesundheitsamt und dem D.Z.K. noch die Fürsorgestellenärzte von Hannover und Halle, besonders aber die Chemnitzer Auskunfts- und Fürsorgestelle hervorgetan, die außer den schon früher vorhandenen Merkblättern im Jahre 1919 und 1920 noch drei weitere: 1. Auf zum Luftbad, 2. Fortlaufende Desinfektion am Bett Lungenkranker und 3. Anweisung zum Gebrauch von Kresolseifenlösung, und ein Heftchen „Winke für Heilstättenkranke“ herausgegeben hat. Solche Merkblätter dürfen aber nicht nur übertriebene Vorschriften über Reinhaltung der Wohnungen, über reichliche Lüftung und Belichtung enthalten, sie müssen vor allem auf die Wichtigkeit der Tröpfcheninfektion, ihre Gefährlichkeit und leichte Vermeidbarkeit hinweisen und gleichzeitig mit praktischen Winken versehen sein. Für die Abfassung neuer zweckentsprechender Merkblätter ist als Muster der von NEUFELD veröffentlichte Entwurf sehr zu empfehlen. Ich möchte ihn deshalb nachstehend zum Abdruck bringen:

Tuberkulose-Merkblatt.

Entstehung der Tuberkulose.

Die Tuberkulose ist eine ansteckende Krankheit, die bei Kindern am häufigsten die Drüsen, bei Erwachsenen die Lungen befällt. (Lungentuberkulose oder Schwindsucht.)

Die Tuberkulose verläuft in der Mehrzahl der Fälle, insbesondere im Beginn sehr langsam, die Erreger können sogar viele Jahre lang im Körper, besonders in den Drüsen, sitzen und dabei entweder gar keine oder nur leichte Krankheitserscheinungen hervorrufen. Häufig heilen diese kleinen Krankheitsherde schließlich aus, in anderen Fällen aber verbreitet sich von ihnen aus die Tuberkulose auf die Lungen, den Kehlkopf oder andere Organe, bei Kindern und jugendlichen Personen besonders auf die Knochen, Gelenke oder die Hirnhäute.

Ein großer Teil der bei Erwachsenen zum Ausbruch kommenden Schwindsuchtsfällen ist auf eine Ansteckung in der frühen Kindheit zurückzuführen.

---

[1]) THIELE: Die Schwindsucht, ihre Ursachen und Bekämpfung. 2. verb. Auflage. Berlin: Verlag des D.Z.K. 1919.

Die Übertragung der Tuberkulose und ihre Verhütung.

Die Ansteckung geht in fast allen Fällen von einem hustenden Tuberkulösen aus, da die Erreger der Krankheit, die Tuberkelbacillen, fast nur beim Husten nach außen gelangen. Das Zusammensein mit Tuberkulösen, die nicht husten und keinen Auswurf haben, ist ungefährlich.

Von der größten Wichtigkeit ist es, die Lungentuberkulose möglichst früh zu erkennen. Bei rechtzeitiger Behandlung kommen viele Fälle von Schwindsucht zur Heilung, und je früher die Krankheit erkannt wird, um so eher gelingt es, die Umgebung des Kranken, vor allem die Kinder, vor Ansteckung zu bewahren. Daher sollte in jedem Falle von verdächtigem Husten alsbald eine ärztliche Untersuchung und vor allem eine Untersuchung des Auswurfs auf Tuberkelbacillen veranlaßt werden.

Die häufigste Art der Übertragung.

Beim Husten werden feine Tröpfchen ausgeschleudert, die die Ansteckungskeime (Tuberkelbacillen) enthalten. Atmet ein Gesunder solche Tröpfchen ein, so können die Krankheitskeime sich in seinem Körper ansiedeln und vermehren.

Um diese Übertragung zu vermeiden, darf daher der Tuberkulöse niemals jemand unmittelbar anhusten, er muß vielmehr beim Husten jedesmal den Kopf von den anwesenden Personen abwenden und sich ein Taschentuch vor Mund und Nase halten (nicht etwa die Hand, die nicht mit dem Auswurf verunreinigt werden soll!). Andererseits müssen die in demselben Raum befindlichen Personen während des Hustens und kurz danach sich von dem Kranken einige Schritte entfernt halten und den Kopf von ihm abwenden. Im allgemeinen werden die bacillenhaltigen Tröpfchen nicht weiter als etwa auf Armlänge von dem Kranken ausgeschleudert.

Liegt der Kranke zu Bett, so soll man während des Hustens von hinten an ihn herantreten.

Nun hat sich gezeigt, daß Erwachsene im allgemeinen nicht sehr empfänglich für die Ansteckung mit Tuberkulose sind, so daß die Einatmung einzelner Krankheitskeime noch nicht zur Erkrankung führt; bei ihnen genügt daher die Beobachtung der soeben gegebenen Regeln. Ganz anders verhalten sich aber Kinder; je kleiner sie sind, um so empfänglicher sind sie für die Ansteckung. Bei ihnen genügt daher wahrscheinlich schon die Einatmung vereinzelter feiner Tröpfchen, die sich einige Zeit lang nach einem Hustenstoß in der Luft des Zimmers schwebend erhalten, und die gelegentlich auch auf weitere Entfernung als oben angegeben wurde, ausgehustet, ja zuweilen, wenn nach dem Husten Reste des Auswurfs im Munde zurückgeblieben sind, sogar beim bloßen Sprechen ausgeworfen werden können. Daher sollen kleine Kinder etwa bis zum sechsten Jahre überhaupt nicht in die Nähe von hustenden Tuberkulösen gebracht werden.

Wenn es gelingen würde, die angegebenen Maßnahmen allgemein durchzuführen, und wenn insbesondere die ungeheure Gefahr, die die Nähe eines hustenden Tuberkulösen für kleine Kinder bedeutet, allgemein bekannt würde, so würde wahrscheinlich der größte Teil aller tuberkulösen Erkrankungen vermieden werden.

Begreiflicherweise ist die Gefahr der Ansteckung um so geringer, je weniger sich der Kranke überhaupt in unmittelbarer Nähe seiner Angehörigen befindet; daher sollte jeder hustende Tuberkulöse möglichst sein Zimmer für sich allein haben. In keinem Falle sollte er das Bett mit anderen teilen.

Kranke, die dauernd husten, sollten, wenn kleine Kinder im Hause sind, schon mit Rücksicht auf diese in einer Heilstätte oder in einem Krankenhause untergebracht werden.

Seltenere Arten der Übertragung.

Die Ansteckung kann noch in anderer Weise erfolgen, wenn das auch viel seltener der Fall ist.

Trocknet tuberkulöser Auswurf ein, so entwickelt sich daraus unter gewissen Umständen tuberkelbacillenhaltiger Staub, der aufgewirbelt und dann eingeatmet werden kann. Kinder, die auf dem Fußboden herumkriechen, können mit ihren Fingern Reste von Auswurf in Mund und Nase bringen. Daher soll der Tuberkulöse im Zimmer (und ebenso in der Eisenbahn oder Straßenbahn) niemals auf den Fußboden, sondern in einen Spucknapf spucken, der mit Wasser, feuchten Sägespänen od. dgl. gefüllt und täglich in den Abort entleert wird. Ist im Zimmer kein Spucknapf vorhanden, so ist der Auswurf in das Taschentuch zu entleeren. Der Kranke soll stets ein nicht zu kleines Taschentuch bei sich tragen und dasselbe häufig wechseln. Es ist nach Gebrauch nicht zu der übrigen Wäsche, sondern in eine desinfizierende Lösung zu legen oder auszukochen. Sind, wie oft bei Schwerkranken, Bettwäsche, Nachthemd mit Auswurf verunreinigt, so sind diese Wäschestücke in derselben Weise zu desinfizieren.

Auch durch Küssen, durch gemeinsame Benutzung von Trinkgefäßen sowie durch Berührung mit dem mit Auswurf verunreinigten Fingern kann ein Tuberkulöser den Ansteckungsstoff in den Mund gesunder Personen bringen. Der Kranke soll sich daher häufig die Hände waschen und dabei eigenes Waschgeschirr und Handtuch, eigene Seife und Bürste benutzen. Er soll ferner eigenes Eß- und Trinkgerät haben.

Schließlich werden Kinder bisweilen auch dadurch tuberkulös, daß sie Milch von tuberkulösen (perlsüchtigen) Kühen trinken; daher ist die für Kinder bestimmte Milch abzukochen.

Hinweisen möchte ich auch noch auf die vorbildlichen, von BLÜMEL ausgearbeiteten, recht praktischen Hallenser Merkblätter:

1. Vorboten und Anzeichen der Lungenschwindsucht.

2. Schutz vor Schwindsucht.

3. Wie verhütet man die Schwindsucht?

4. Hauspflege und Tuberkulosebekämpfung.

5. Wie härte ich mich ab, wie pflege ich meine Haut durch Wasser, Licht, Luft und Sonne?

In diesem Zusammenhange möchte ich auch noch auf eine recht bemerkenswerte Chemnitzer Einrichtung aufmerksam machen. Dort gibt der Verein zur Bekämpfung der Schwindsucht Mitteilungsblätter heraus, die alle ein, zwei Monate erscheinen und neben Vereinsnachrichten, Berichten über die praktische Tätigkeit der Lungenfürsorgestelle, recht gute Aufklärungsaufsätze zur Veröffentlichung bringen. Als besonders wirksam erwähne ich aus dem 9. Jahrgang 1916: „Jung gewohnt, ist Alt getan", „Spült Euren Mund, aber nicht ins Waschbecken", „Husten und Ausspucken", aus dem 11. Jahrgang 1917: „Für unsere Kinder"!, „Die Lüftung der Zimmer", „Mund- und Bartpflege Lungenkranker".

Weiter sind die Kranken in einzelnen Fürsorgebezirken nach ihrer Einlieferung ins Krankenhaus oder eine Heilstätte durch Vorträge über die Art ihres Leidens, seine Infektiosität und die Ansteckungsverhütung belehrt worden, so z. B. in Stettin, wo die Fürsorge- und Krankenhausärzte allwöchentlich vor den Kranken Vorträge hielten, von denen je 12 einen abgeschlossenen Zyklus darstellten.

Die breiten Massen, also auch die Nichtkranken, wurden in fast allen Fürsorgebezirken durch periodisch wiederkehrende Zeitungsartikel über die Probleme der Tuberkulosebekämpfung und mit statistischen Mitteilungen und Inseraten auf die Auskunfts- und Fürsorgestellen aufmerksam gemacht und aufgefordert, bei den geringsten Anzeichen von Lungenkrankheiten in die näher bezeichneten Sprechstunden zu kommen.

Als Muster eines derartigen Zeitungsartikels bringe ich einen aus der Feder BLÜMELS, der in vielen Zeitungen Halles zum Abdruck kam:

„Die Fürsorgestelle für Lungenkranke, Salzgrafenstr. 1, zählte im Monat April 911 Besucher, ausgenommen die Kranken, die die Röntgenabteilung aufsuchten. Die Zahl der Zugänge betrug 114. Entsprechend der Notwendigkeit, der spezifischen Tuberkulosebehandlung weitere Kreise zuzuführen, wurden Impfkuren nach SAHLI in 29 neuen Fällen aufgenommen, ambulante Tuberkulinkuren bei 31 Mittellosen durchgeführt. Die sonstigen Unterstützungen sind unverändert geblieben.

An offenen Tuberkulösen standen in Fürsorge:

im Januar	. . . .	285 Personen
„ Februar	. . . .	287 „
„ März	. . . .	271 „
„ April	. . . .	279 „

Von den uns in den ersten Monaten bekannten offenen Tuberkulösen verstarben in dieser Zeit 78, d. h. von 346 Kranken waren es 19%, also fast $^{1}/_{5}$, die vom Tode hingerissen wurden. Wir ersehen daraus, daß die Volksseuche „Tuberkulose“ immer noch eine ungeheuer große Zahl unserer Mitbürger befällt, sie krank und arbeitslos macht und schließlich sie vorzeitig zu Ende gehen läßt. Und wenn wir wissen, daß die Tuberkulose fast ausschließlich durch Ansteckung von Mensch zu Mensch übertragen wird, dann werden wir alles tun müssen, solche Übertragung der Krankheit zu vermeiden. Die Kenntnis einer solchen Verhütung und die Feststellung einer vorhandenen Erkrankung ist die Aufgabe unserer Fürsorgestelle für Lungenkranke.“

Als weitere Aufsatzgegenstände in Zeitungen werden von BLÜMEL vorgeschlagen:

„Entwicklung der Tuberkulosesterblichkeit“, „Formen der Tuberkulose bei Kindern und Erwachsenen“, „Anzeichen und Vorboten der Tuberkulose“, „Übertragungsarten“, „Neue Behandlungsformen“, „Verhütung der Tuberkuloseansteckung“, „Versorgung der Offentuberkulösen im letzten Jahr“, „Erkennung der Tuberkulose“, „Tuberkulose und Ehe“, „Wie heilt die Tuberkulose?“, „Wohnungspflege und Tuberkulose“, „Offene und geschlossene Tuberkulose“, „Die Gefahren für Säugling und Kleinkind“.

Weiter wurden in vielen Orten, Gemeinden und Städten in den Warteräumen aller öffentlichen Dienststellen Merkblätter und Auf-

klärungsschriften aufgelegt und auch häufig Merkwandtafeln angebracht. In Frankfurt a. M. ist im Jahre 1920 ein aus einem Preisaus-
schreiben hervorgegangenes Tuberkuloseplakat in sämtlichen Straßen-
bahnwagen ausgehängt worden, das in wirkungsvoller Weise auf die
Tuberkulosefürsorgestelle aufmerksam macht. Dort ist in der Fürsorgestelle selbst ein großer Vortragssaal vorhanden, in dem öffentliche
Aufklärungsvorträge in beiden Jahren gehalten worden sind, ebenso
wie von vielen Fürsorgeärzten in anderen Städten solche gehalten sind
oder zu halten beabsichtigt waren. In manchen Städten sind den Ein-
ladungen zu solchen Vorträgen zahlreiche Menschen gefolgt, wie z. B.
in Gelsenkirchen, wo außerdem noch nach den Vorträgen Rekordbesuche
der Fürsorgestelle zu verzeichnen waren. In anderen Orten dagegen,
wie z. B. in Solingen, war zweimal von der Fürsorgestelle ein Vortrags-
zyklus über die Bekämpfung der Tuberkulose im Rahmen der Volkshoch-
schulkurse beabsichtigt. Beide kamen aber nicht zur Ausführung, da die
dazu erforderliche Zuhörerschaft ausblieb. Mehr Erfolge hatten durchwegs
Vorträge und Kurse in kleineren Kreisen, besonders für Frauen, die von
vielen Fürsorgestellen in ihren eigenen Räumen abgehalten wurden.
Viel beliebter beim Publikum und deshalb wohl auch empfehlenswerter
waren Lichtbildervorträge, besonders aber die Tuberkulosefilmvor-
führungen, die an manchen Orten vor dichtgedrängten Scharen abgerollt
werden konnten.

Auch hat die an manchen Plätzen von den zugehörigen Fürsorgestellen veranlaßte Ausstellung des D.Z.K. und des Deutschen Hygiene-
museums in Dresden einen guten Besuch zu verzeichnen und mit dazu
beigetragen, die Kenntnis des Publikums von der Tuberkulose zu vermehren. Manche Fürsorgestellen sind sogar schon dazu übergegangen,
sich eigene Ausstellungen zusammenzustellen, die entweder in einem
besonderen Raume im Fürsorgegebäude untergebracht und dem Publikum zugänglich sind oder aber, wie z. B. in Chemnitz, von Zeit zu Zeit
in Schaufenstern in verschiedenen Stadtteilen zur Schaustellung gelangten. Wieder andere haben sich, wie Blümel mitteilt, eigene kleine
Wandermuseen eingerichtet, die, wie z. B. in der Pfalz, in besonderen
Wagen von Ort zu Ort gefahren und in öffentlichen Räumen aufgestellt
werden. Von derartigem Anschauungsunterricht dürfte man wohl
eine gute Aufklärung erwarten.

Auf diese Weise sind ja schon viele Menschen über die Tuberkulose
unterrichtet worden, aber die meisten hat man doch nicht erfaßt und
wird sie auch nicht in solche Vorträge, Ausstellungen usw. bringen oder
sie veranlassen können, die ihnen verabfolgten Merkblätter durchzu-
lesen und zu beherzigen. Deshalb hat man in den beiden Berichtsjahren die Aufklärungsarbeit schon an vielen Orten etwas geändert,
insofern nämlich, als man sie mehr als bisher in die Schule verlegte.

Naturgemäß mußte natürlich die Lehrerschaft vorgebildet werden, und das ist auch schon vielerorts mit Erfolg geschehen, wie zahlreiche Fürsorgestellen aus Ost-, Westpreußen, Pommern, Hannover, Provinz Sachsen, Thüringen, Braunschweig und Baden berichten.

Besonders hervorzuheben ist eine Neueinrichtung eines Wanderlehrers durch den Hannoverschen Verein zur Bekämpfung der Schwindsucht, der seit 1919 in der ganzen Provinz Hannover und den angrenzenden Bezirken Vorträge über Tuberkulose vor der Lehrerschaft hält und außerdem besondere Kurse für Lehrer veranstaltet. Ein Erfolg dieser Tätigkeit ließ sich schon insofern konstatieren, als nämlich die Schulkinder der Landkreise schon ganz befriedigende Kenntnisse von der Tuberkulose zeigten, in denen der Wanderlehrer vorher den zugehörigen Lehrern vorgetragen hatte.

Die gleichen Erfahrungen konnten von den Fürsorgestellen Dresden[1]) und Stettin[2]) gemacht werden, wo unvorbereitete Hausaufsätze nur geringe Kenntnisse der Kinder und ihrer Eltern von der Tuberkulose ergaben, während Klassenaufsätze, die erst nach vorheriger Aufklärung der Lehrer und nachfolgendem Unterricht über Tuberkulose durch diese geschrieben wurden, den Wert der Lehreraufklärung einwandfrei dartaten. Man hat sich daher in beiden Städten entschlossen, wenigstens jährlich einmal sog. Tuberkulosewochen in den Schulen zu veranstalten, in deren Mitte ein Tuberkulosevortrag des Fürsorgearztes und die Vorführung des Tuberkulosefilms vorgesehen ist. Vor Abhaltung dieser Wochen werden die Lehrer in mehreren Vorträgen der Fürsorgestellenärzte über das Wesen der Tuberkulose unterrichtet.

Überhaupt ist man in den Berichtsjahren in vielen Staaten des Deutschen Reiches dazu übergegangen, beim Unterricht in der Natur- und Gesundheitskunde die Tuberkulose durch die Lehrerschaft besonders berücksichtigen zu lassen. In Baden ist auf Veranlassung des badischen Tuberkuloseausschusses der „Kurze Katechismus der Gesundheitslehre" in den Schulen zur Einführung gebracht, der einen entsprechenden Passus über die Tuberkulose enthält. In vielen Orten hat auch schon der Fürsorgearzt Vorträge in den Schulklassen gehalten, und noch häufiger ist es üblich geworden, daß, wie z. B. in Halle, Stettin, Chemnitz und vielen anderen Orten, zusammen mit den Schulkindern besondere Elternabende anberaumt werden, auf denen an Hand von Lichtbildern über die Schwindsucht und ihre Bekämpfung gesprochen wird. In einzelnen Fürsorgestellen, z. B. in Halle, sind auch noch

---

[1]) BESCHORNER: Die Aufklärung mittels des Tuberkulosefilms in den Dresdner Schulen. Tuberkul.-Fürs.-Blatt 1919, Nr. 6.

[2]) BRÄUNING: IX. u. X. Jahresbericht des Vereins zur Bekämpfung der Tuberkulose in Stettin. Tuberkulose-Unterricht in den Schulen, Tuberkul.-Fürs.-Blatt 1921, Nr. 1/3.

Aufklärungsvorträge für Fortbildungs- und Gewerbeschüler gehalten worden.

Über die diesbezüglichen Hallenser Erfahrungen berichtet BLÜMEL neuerdings in seiner Schrift ,,Einrichtung und Betrieb einer Tuberkulose-Fürsorgestelle'' wie folgt:

,,Als hervorragende Hilfe haben sich in unserem Kampfe Lehrpersonen bewährt. Einführungs- und Fortbildungslehrgänge für die Lehrerschaft sollten jährlich gehalten werden, ebenso wie dauernd eine Verbindung mit den Schulräten und Rektoren zu pflegen ist, damit sie die Erfahrungen der Lehrer im Unterricht, im Tuberkulosewochen- und im Gesundheitsunterricht verwerten. Notwendig ist hier eine Berichterstattung einer Kritik nebst Änderungsvorschlägen an die Schulleitung.

Beispiel aus einem Bericht an den Magistrat, Abt. Schulverwaltung:

,,Trotzdem ist es bedauerlich, daß nur ein Bruchteil der Lehrer schriftliche Arbeit angeregt hat. Es muß erreicht werden, daß 1. der Tuberkuloseunterricht so gründlich gestaltet wird, daß der Stoff auch schriftlich wiedergegeben werden kann, daß 2. eine häusliche Bearbeitung der Tuberkulosefrage in jedem Halbjahr einmal stattfindet. Daß 3. ebenfalls ebenso häufig ein Klassenaufsatz möglichst in sofortigem Anschluß an die Belehrung geschrieben wird. Nur auf diesem Wege erscheint es möglich, die Elternschaft für den Gegenstand zu erwärmen. Denn die Kinder zeigen die Zensuren des Klassenaufsatzes vor, beklagen sich auch über die Art des Gegenstandes bei den Eltern, nehmen für die Arbeit zu Hause gewöhnlich die Eltern oder Geschwister in Anspruch, so daß in dieser Weise in jeder Familie die Tuberkulosefrage zweimal im Jahre tatsächlich aufgerollt wird. Eine andere Beschäftigung der Elternschaft ist in den Elternabenden mit dem Gegenstand möglich; auch das müßte allgemein mindestens einmal jährlich geübt werden.

2. Nun zu den Vorschlägen selbst. Der am häufigsten geäußerte Wunsch ist der nach regelmäßiger Wiederholung des Tuberkuloseunterrichts. Das begegnet durchaus den ärztlichen Ansichten. Am zweckmäßigsten fände regelmäßig jährlich ein Fortbildungskursus und ein Einführungslehrgang statt. Der zweite Wunsch ist der nach Anschauungsstoff. Es erscheint notwendig, sofort mit einer Umfrage zu beginnen, über welchen Anschauungsstoff die Schulen verfügen und ihn überall zu ergänzen durch die Tuberkulosewandtafeln sowie in der Lehrbücherei durch das Buch BRÄUNING-LORENZ (erschienen bei Springer, Berlin) ,Der Tuberkulose-Unterricht in der Schule'. Die Aufbringung der Kosten, die für beide Gegenstände 4—5 Mark beträgt, wird leicht sein.

3. Der Unterricht ist meist mit dem naturkundlichen verbunden worden. Es erscheint notwendig, darauf hinzuweisen, wie das bereits

auch einige Schulen gemacht haben, daß auch in anderen Unterrichtsstunden (Deutsch, Rechnen usw.) der Stoff mit einbezogen wird.

4. Ausgezeichnet haben einzelne Schulen die Gliederung des Stoffes vorgenommen. Auf sie kommt in den oberen Klassen natürlich sehr viel an. Für die Zukunft muß dahingestrebt werden, daß im Dezember oder im Januar mindestens acht Tage dem Tuberkuloseunterricht gleichzeitig in allen Schulen gehören. Wir sind nun mal auf Massenwirkungen eingestellt und kennen ihre starken Auswirkungen. Diese Erscheinung müssen wir, solange sie besteht, unserer Arbeit nutzbar machen.

Für den Unterricht bedienen wir uns der Tafeln des Hygienemuseums in Dresden (von diesem zu beziehen); anderen Unterrichtsstoff (Film, Lichtbild, Wandermuseum, Wandtafel) weist das Deutsche Zentralkomitee zur Bekämpfung der Tuberkulose (Berlin W 9, Königin-Augusta-Straße 7) gern auf Anfrage nach.“

Von dieser Art Aufklärung, die in den Schulen stattzufinden hat, wird man sich mehr versprechen können als von der Aufklärung der Erwachsenen, an die man ja doch nur zum Teil herankommen kann und wird. Erforderlich ist natürlich, daß sie regelmäßig Jahr für Jahr stattfindet und die Lehrer in der nötigen Weise vorbereitet und vorgebildet sind und ein Handinhandarbeiten mit dem Fürsorgestellenarzt dabei erfolgt, solange nicht eine entsprechend ausreichende Vorbildung auf den Seminarien resp. Universitäten gesichert ist. Denn dann werden wir zwar noch nicht so bald, aber doch in absehbarer Zeit so weit sein, daß jeder Deutsche einigermaßen über diese Volkskrankheit orientiert ist.

Eine weitere sehr empfehlenswerte Einrichtung käme hier schließlich noch für die zur Entlassung kommenden Schüler in Frage. Bei diesen könnte nämlich, wie es ja auch schon mancherorts zur Tatsache geworden ist, eine Berufsberatung evtl. auch noch durch die Fürsorgestelle stattfinden. Zu berücksichtigen wären vor allem die Abgehenden, bei denen der Schularzt gelegentlich der Entlassungsuntersuchung das Vorhandensein einer Tuberkulose oder eine besondere Disposition dazu festgestellt hat. Solche Schüler müßten vor bestimmten für sie ungeeigneten Berufen gewarnt werden und ihnen resp. ihren Eltern Berufsberatungsschriften an die Hand gegeben werden, wie sie die Auskunfts- und Fürsorgestelle des Chemnitzer Vereins zur Bekämpfung der Schwindsucht unter dem Titel „Chemnitzer Ratgeber für Berufswahlen“ ebenso wie in früheren so auch in den beiden Berichtsjahren zur Verteilung gebracht hat.

9. Schlußbetrachtungen.

Wenn ich nun am Ende dieser Betrachtungen und Erhebungen meine Beobachtungen kurz zusammenfassen darf, so hat sich folgendes erkennen lassen:

1. Die nach dem Vorbilde Pütters ins Leben gerufenen Auskunfts- und Fürsorgestellen für Lungenkranke, einschließlich der Hilfsfürsorgestellen, waren im Jahre 1920 schon in einem ziemlich dichten Netz über das ganze Deutsche Reich verbreitet. Obwohl schon eine von ihnen auf ca. 20 000 Einwohner kam, so war es aber doch noch fraglich, ob für jeden Tuberkulösen in seinem Bezirk eine Fürsorgestelle zugängig und die Möglichkeit einer häuslichen Überwachung durch eine Fürsorgeschwester vorhanden war.

2. Die Fürsorgestellen, die in der Hauptsache von Behörden, Städten, Gemeinden, Kreisen und Ämtern, weiter aber auch noch von Vereinen ins Leben gerufen und in ihrer überwiegenden Mehrheit Gründungen der letzten 10 Jahre sind, stellen keineswegs gleichartige einheitliche Gebilde dar. Jede weicht in der Einrichtung und im Betrieb je nach ihrer Entwicklung und ihren örtlichen Verhältnissen von der anderen ab. Ob als Träger der Tuberkulosebekämpfung am besten die Stadt, die Gemeinde, der Kreis, die Krankenkasse, die Landesversicherungsanstalten oder ein Verein in Frage kommen soll, hängt lediglich davon ab, ob die Organisation den Anforderungen genügt oder nicht. Dasselbe gilt von der amtlichen und nichtamtlichen Fürsorgestelle. Die Tuberkulosefürsorge wird am zweckmäßigsten getrennt von den anderen Fürsorgebestrebungen getrieben. Dementsprechend ist auch im Gegensatz zu Pütters Programm gerade bei der Tuberkulosefürsorge zu verlangen, daß die Leitung nur in der Hand eines entsprechend vorgebildeten Arztes liegt, und ebenso ist auch die Familienfürsorgerin, Sozialbeamtin oder sog. Quartierschwester für diese Spezialbetätigung abzulehnen mit Ausnahme der Fürsorgearbeit auf dem Lande, wo für die Betätigung einer reinen Tuberkulosefürsorgeschwester kein genügendes Feld vorhanden ist.

3. Bezüglich der Unterbringung und Einrichtung der Fürsorgestellen in den kleineren Bezirken hat es sich als empfehlenswert herausgestellt, die Sprechstunden in den Räumen der Orts- oder Kreiskrankenhäuser abzuhalten oder, wo dies nicht möglich ist, in Gemeindediakonien oder anderen Schwesternstationen. Da aber die Einrichtung einer allen Forderungen entsprechenden Fürsorgestelle nicht überall durchführbar ist, so wird empfohlen, innerhalb größerer Bezirke neben einer größeren Anzahl einfacher Beratungsstellen unter Mitwirkung der ansässigen Ärzte eine oder einige möglichst mit Fachärzten besetzte, gut ausgestattete Hauptfürsorgestelle (evtl. Kreisfürsorgestelle) einzurichten. Obwohl die meisten der Fürsorgestellen der größeren Bezirke bessere und ständige Unterkunftsräume besitzen, so fehlen in diesen noch zu häufig unentbehrliche Einrichtungsgegenstände, wie Röntgenapparate, Mikroskope, Sputumuntersuchungsvorrichtungen usw. Dieser Mangel

ist durch entsprechende Abmachungen mit Krankenhäusern, Spezialärzten, Laboratorien usw. auszugleichen.

4. Für einen geregelten und schnell übersichtlichen Aktenbetrieb
ist Wert auf die Einrichtung von Kartotheken und Karteien oder auf
die Einführung von Dekadenlisten nach v. HAYEK zu legen. Außerdem
sind die Krankengeschichten so sorgfältig zu führen, daß sie zur wissen-
schaftlichen und statistischen Bearbeitung ausgenutzt werden können.

5. Die Arbeitsweise der einzelnen Fürsorgestellen weicht vielfach
voneinander ab, je nachdem Selbstmeldungen oder nur Arztüberwei-
sungen usw. Berücksichtigung finden oder nicht.

Da man aber zur Zeit in allen Fürsorgestellen auf die vielen Selbstmeldungen nicht verzichten kann und außerdem eine gute Zusammenarbeit mit der Ärzteschaft unbedingt nötig ist, so erscheint das Vorgehen PÜTTERS am ratsamsten.

6. Mit dem alten Grundsatz PÜTTERS „Keine Behandlung in den
Fürsorgestellen" ist schon an vielen Orten gebrochen, vor allem bezüglich der Durchführung spezifischer Tuberkulin- und Bestrahlungs-
therapie. Wenn auch zuzugeben ist, daß die prophylaktische Behandlung an sich Aufgabe der Fürsorgestellen ist, so erscheint es, da ein
sicheres und für die breite Masse anwendbares Mittel zur Zeit noch aussteht, höchstens angezeigt, daß einige geeignete Fürsorgestellen dahingehende umfangreiche Versuche anstellen, um hier Aufklärung zu
schaffen. Im übrigen ist es aber empfehlenswerter, mit Rücksicht auf
die Ärzteschaft, keine Behandlung in den Fürsorgestellen zu treiben.

7. Da viele Fürsorgestellen infolge von Zeit- und Personalmangel
alle an sie herantretenden Fälle nicht zu erledigen in der Lage sind, so
wird der Vorschlag gemacht, nicht etwa die Offentuberkulösen zu un-
gunsten der Geschlossentuberkulösen zu bevorzugen, sondern das alte
PÜTTERsche Überweisungssystem durch die in Frage kommende
Ärzteschaft zu bevorzugen. Außerdem wird die Schaffung besonderer
Sprechstundenstationen oder Filialen und die Einschränkung der
Wiederholungsuntersuchungen bei den als sicher infektiös erkrankten
Tuberkulösen anempfohlen.

8. Der im Gegensatz hierzu von vielen Fachleuten gewünschte
weitere Ausbau der Fürsorgestelle zur Zentrale der gesamten Tuberkulosebekämpfung kann erst dann zur Durchführung kommen, wenn
eine entsprechende gesetzliche Regelung erfolgt ist. Außerdem gehört
dazu mehr Personal, ein besseres Meldewesen und eine intensivere Zusammenarbeit mit allen in Betracht kommenden Behörden und sozialen
Faktoren.

9. a) Die manchmal noch recht lückenhaft ausgefertigten Tätigkeitsberichte von 695 Fürsorgebezirken aus den Jahren 1919 und 1920
haben gezeigt, daß aus den mitgeteilten Besuchsziffern kein Urteil

darüber zu gewinnen ist, wie es mit der Hauptaufgabe der Fürsorgestelle, nämlich der Auffindung der Tuberkulösen, bestellt ist. Eine
bessere Beurteilungsmöglichkeit bieten die jährlichen Neuaufnahmen
und ärztlichen Untersuchungsziffern und die Zahlen der bekannten
Offentuberkulösen, wenn sie mit den von Bräuning hierfür errechneten
Normalzahlen verglichen werden.

Nach Einteilung in zwölf Länder- und sieben verschiedene Größenklassen konnte festgestellt werden, daß die kleineren Fürsorgestellen-
gruppen bis zu 50 000 Einwohnern und die in Westfalen, Thüringen,
Schlesien und Sachsen rein zahlenmäßig am ehesten den Anforderungen
genügten und manchmal recht befriedigende Kenntnisse von den Tuberkulösen ihrer Bezirke aufzuweisen hatten, während die meisten anderen
doch noch erheblich hinter den Idealforderungen zurückblieben. Trotzdem gab es doch schon eine ganze Reihe einzelner Fürsorgestellen,
besonders auch unter den größeren, die in dieser Hinsicht schon über
günstige Ziffern verfügten und Zeugnis dafür ablegten, daß in vielen
Städten die Auffindung der Tuberkulösen recht gute Fortschritte gemacht hat. Schlecht ist es allerdings, abgesehen von wenigen Ausnahmen, mit der Erfassung der Offentuberkulösen bestellt und ebenso
auch mit der rechtzeitigen Befürsorgung der an Lungentuberkulose
Sterbenden. Demzufolge konnten auch die Wohnverhältnisse der
Offentuberkulösen nicht genügend saniert werden.

b) Bezüglich der Versorgung der Fürsorglinge in den Jahren 1919
und 1920 waren wesentlich bessere Beobachtungen zu machen. Die
Zahl der Schwesternbesuche in den Wohnungen der Tuberkulösen war
schon sehr erheblich und blieb im Durchschnitt nicht wesentlich hinter
der von Bräuning errechneten Normalzahl zurück, höchstens nur dort,
wo, wie besonders in den größeren Bezirken, eine Überlastung der
Schwestern feststellbar war.

In der größeren Mehrzahl aller Fürsorgestellen, besonders in Westfalen, Thüringen, Sachsen und Bayern, in den kleineren und den größten
Gruppen gelangten recht beträchtliche Mengen von Milch, Stärkungsmittel, Lebertran, Zusatznahrungsmittel, Krankenkost zur Verteilung
oder wurden den Fürsorglingen vermittelt. Ebenso hielt sich auch die
Versorgung mit Betten, Bettwäsche, Decken, Kleidern, Spuckflaschen,
Thermometern usw. in durchaus befriedigenden Grenzen. Unzureichend
war jedoch in manchen Bezirken die Ausgabe von Sputumdesinfektions-
mitteln und die Gewährung von Mietszuschüssen. Erfreulich groß
waren auch die Zahlen der Überweisung in ärztliche Behandlung vor
allem in den kleineren Bezirken unter 50 000 Einwohnern, wo auch die
meisten Heilstättenanträge für recht viele Patienten gestellt wurden.
Überhaupt konnte festgestellt werden, daß bei der Belegung der zur
Verfügung stehenden Heilstätten-, Krankenhaus-, Invalidenheim- und

Tuberkuloseheimbetten die Auskunfts- und Fürsorgestellen in beiden Jahren in ganz befriedigendem Umfange beteiligt waren. Auch konnte die Überweisung in Erholungsstätten und die Beschaffung von Soolbädern für die hierfür in Frage kommenden Patienten in größerem Umfange in vielen Fürsorgestellen zur Durchführung gelangen. Unzureichend war dagegen die Beteiligung der Fürsorgestellen an der Besorgung und Vermittlung der für Tuberkulöse geeigneten Arbeitsmöglichkeiten.

c) Die für die Erledigung der gesamten Fürsorgetätigkeit zur Verfügung stehenden Gelder blieben meist hinter der von BRÄUNING errechneten Normalzahl von 1,26 pro Jahr und pro Kopf der Bevölkerung zurück. Viele Fürsorgestellen waren gezwungen, mit Unterbilanz zu arbeiten. Das ist um so bedauerlicher, als im allgemeinen eine Parallelität zwischen Arbeitserfolg und guter Finanzierung konstatiert werden konnte. Es sind deshalb die Gemeinden, Städte, Kreise, die Landesversicherungsanstalten und die Krankenkassen dort mehr als bisher zur Bereitstellung von Geldmitteln heranzuziehen, wo diese Beihilfen jetzt noch hinter dem Durchschnitt zurückblieben. Vor allen Dingen müssen die Staaten und besonders das Reich Mittel zur Verfügung stellen. Sehr empfehlenswert ist hier BLÜMELS Haushaltskostenverteilungsplan auf die in Frage kommenden verschiedenen Faktoren. Sodann hat es sich gezeigt, daß von den Fürsorgestellen für Kurkosten und Versendung bedürftiger Patienten viel zuviel Geld verausgabt worden ist. Eine größere Sparsamkeit an dieser Stelle dürfte angezeigt erscheinen. Weiter hat es sich als empfehlenswert herausgestellt, aus dem Fürsorgebetrieb selbst mehr Kapital als bisher zu ziehen. Es kann dies durch die Einführung von niedrigen Gebühren für die Ausstellung von Attesten, Lebensmittelkarten usw., bei Abgabe von Spuckflaschen, Thermometern usw. und bei der leihweisen Überlassung von Betten, Liegestühlen usw. erzielt werden. Auch bietet eine gut eingerichtete Röntgenabteilung eine gute Einnahmequelle.

d) Die Aufklärung der Ärzte und Schwestern und des Volkes über das Wesen und die Bekämpfung der Tuberkulose als Volkskrankheit ist von den Fürsorgestellen gemeinsam mit der Fürsorgestellenkommission des D.Z.K. und vielen Vereinen in den Jahren 1919 und 1920 recht eifrig betrieben worden. Für die Aufklärung des Volkes haben sich zweckentsprechende Zeitungsartikel, Lichtbildervorträge, Filmvorführungen und Ausstellungen als besonders geeignet herausgestellt. Nachahmenswert scheint auch der Tuberkuloseunterricht in den Schulen zu sein, wenn er unter Führung der Fürsorgestellen im Einvernehmen mit der Lehrerschaft durchgeführt und mit Vorträgen des Fürsorgestellenarztes und der Vorführung von Tuberkulosefilmen vereinigt wird.

Diese Feststellungen lassen mithin noch manche und erhebliche Lücken in der Tuberkulosebekämpfung durch die Auskunfts- und Fürsorgestellen erkennen und zeigen, daß eine ganze Reihe von diesen noch nicht so ist, wie sie eigentlich sein sollte. Das ist aber auch nicht weiter zu verwundern, da die Lungenfürsorgestellen in ihrer überüberwiegenden Mehrheit Gründungen erst des letzten Jahrzehntes sind und die Erfolge ihrer Tätigkeit naturgemäß länger auf sich warten lassen als bei anderen Zweigen der sonstigen Fürsorgeeinrichtungen, zumal wir es bei der Tuberkulose mit einer lange dauernden chronischen Krankheit zu tun haben. Außerdem muß man bedenken, daß der Kampf gegen die Tuberkulose augenblicklich unter besonders erschwerenden Zeitumständen, vor allem aber unter den drückenden Lasten des Versailler Friedensvertrages, den nachfolgenden Ententediktaten und in einer Zeit nicht geahnter Geldentwertung resp. -knappheit gleichzeitig mit schlechten Ernährungs- und noch schlechteren Wohnungsverhältnissen neben dem Mangel an den nötigen Unterbringungsmöglichkeiten der Schwertuberkulösen in Krankenhäusern geführt wird. Alles also ganz außerordentlich erschwerende Momente. Trotzdem haben aber schon eine ganze Reihe städtischer und ländlicher Fürsorgestellen ganz befriedigende und manchmal sogar sehr gute Ergebnisse gezeitigt, so daß wir auf diese Einrichtungen im Kampfe gegen die Tuberkulose nicht mehr verzichten dürfen. Sie können vielmehr einen sehr wichtigen Faktor in der Tuberkulosebekämpfung abgeben, wenn sie in der geeigneten Weise finanziert, richtig organisiert und geleitet werden. Zur Leitung berufen sind aber nicht Beamte, interessierte Laien oder Damen, sondern allein gut ausgebildete Spezial- und Fürsorgeärzte, deren Arbeit aber unbedingt der Unterstützung der gesamten, jetzt leider häufig noch zu abseits stehenden Ärzteschaft bedarf.

Lungen-Tuberkulose. Von Dr. **O. Amrein,** Chefarzt am Sanatorium Altein, Arosa. Zweite, umgearbeitete und erweiterte Auflage der „Klinik der Lungentuberkulose". Mit 26 Textabbildungen. (147 S.) 1923.
6 Reichsmark; gebunden 7.50 Reichsmark

Praktisches Lehrbuch der Tuberkulose. Von Professor Dr. **G. Deycke,** Hauptarzt der Inneren Abteilung und Direktor des Allgemeinen Krankenhauses in Lübeck. Zweite Auflage. Mit 2 Textabbildungen. („Fachbücher für Ärzte", herausgegeben von der „Klinischen Wochenschrift", Band V.) (308 S.) 1922.
Gebunden 7 Reichsmark
Die Bezieher der „Klinischen Wochenschrift" erhalten die „Fachbücher für Ärzte" zu einem dem Ladenpreis gegenüber um 10% ermäßigten Vorzugspreis.

Das Tuberkulose-Problem. Von Privatdozent Dr. med. et phil. **Hermann v. Hayek** in Innsbruck. Dritte und vierte neu bearbeitete Auflage. Mit 48 Abbildungen. (402 S.) 1923. 12 Reichsmark; gebunden 14.50 Reichsmark

Tuberkulose, ihre verschiedenen Erscheinungsformen und Stadien sowie ihre Bekämpfung. Von Dr. **G. Liebermeister,** leitender Arzt der Inneren Abteilung des Städtischen Krankenhauses Düren. Mit 16 zum Teil farbigen Textabbildungen. (462 S.) 1921.
12 Reichsmark

Ⓦ **Die Klinik der beginnenden Tuberkulose Erwachsener.** Von Professor Dr. **Wilhelm Neumann,** Privatdozent an der Universität Wien, Vorstand an der III. Med. Abt. des Wilhelminenspitals. In drei Teilen.
Erster Teil: **Der Gang der Untersuchung.** Mit 26 Abbildungen. (158 S.) 1923.
4 Reichmark
Zweiter Teil: **Der Formenkreis der Tuberkulose.** Mit 69 Textabbildungen und einer Tabelle. (266 S.)
8.40 Reichsmark
Dritter (Schluß-) Teil: **Das Heer der nichttuberkulösen Apizitiden und der fälschlich sogenannten Apizitiden.** Mit 72 Abbildungen im Text. (176 S.) 1925.
8.40 Reichsmark
Band I—III in einem Band gebunden
30 Reichsmark

Diagnostik und Therapie der Lungen- und Kehlkopf-Tuberkulose. Ein praktischer Kursus von Dr. **H. Ulrici,** ärztl. Direktor des Städt. Tuberkulosekrankenhauses Waldhaus Charlottenburg, Sommerfeld (Osthavelland). Mit 99 zum Teil farbigen Abbildungen. (269 S.) 1924.
18 Reichsmark; gebunden 19.50 Reichsmark

Die Heliotherapie der Tuberkulose mit besonderer Berücksichtigung ihrer chirurgischen Formen. Von Dr. **A. Rollier** in Leysin. Zweite, vermehrte und verbesserte Auflage. Mit 273 Abbildungen. (254 S.) 1924.
15 Reichsmark; gebunden 17.40 Reichsmark

Die Tuberkulose und ihre Bekämpfung durch die Schule. Eine Anweisung für die Lehrerschaft. Von Dr. **H. Braeuning,** Chefarzt der Fürsorgestelle für Lungenkranke und des Städt. Tuberkulosekrankenhauses Stettin-Hohenkrug, und **Friedrich Lorentz,** Rektor in Berlin, Mitglied des Landesgesundheitsrats in Preußen. Zweite, verbesserte Auflage. Mit 3 Abbildungen. (136 S.) 1925.
2.50 Reichsmark

Die mit Ⓦ bezeichneten Werke sind im Verlage von Julius Springer in Wien erschienen.

Handbuch der sozialen Hygiene und Gesundheitsfürsorge. Herausgegeben von **A. Gottstein** - Charlottenburg, **A. Schlossmann** - Düsseldorf, **L. Teleky**-Düsseldorf.

Erster Band: **Grundlagen und Methoden.** Bearbeitet von E. Dietrich, A. Grotjahn, V. Haecker, F. Hueppe, P. Krautwig, R. Martin †, F. Prinzing, M. Vogel, W. Weinberg. Mit 37 Abbildungen. (524 S.) 1925.

30 Reichsmark; gebunden 35 Reichsmark

Inhalt: Zur Geschichte der Sozialhygiene. Von Geheimrat Professor Dr. Ferdinand Hueppe, Dresden-Loschwitz. Methoden und Technik der Statistik mit besonderer Berücksichtigung der sozialen Biologie. Von Sanitätsrat Dr. Wilhelm Weinberg, Stuttgart. Die statistischen Grundlagen der sozialen Hygiene. Von Sanitätsrat Dr. F. Prinzing, Ulm. Vererbungsgeschichtliche Probleme der sozialen und Rassenhygiene. Von Professor Dr. Valentin Haecker, Halle a. d. S. Anthropometrie. Von Geheimrat Professor Dr. Rudolf Martin †, München. Hygienische Volksbildung. Von Dr. Martin Vogel, Wissenschaftl. Direktor des Hygiene-Museums in Dresden. Der Unterricht der Studierenden und Ärzte. Von Prof. Dr. Alfred Grotjahn, Berlin. Die Organisation der Gesundheitspflege, insbesondere die Aufgabe von Reich, Ländern, Landesteilen und Gemeinden auf dem Gebiete der Gesundheitsfürsorge und die damit betrauten Stellen. Von Ministerialdirektor Wirkl. Geh. Obermedizinalrat Professor Dr. E. Dietrich, Berlin. Die Organisation der Gesundheitsfürsorge, insbesondere die Aufgabe von Provinz, Stadt- und Landkreisen auf dem Gebiete der Gesundheitsfürsorge. Von Professor Dr. P. Krautwig, Köln a. Rh. Namensverzeichnis. Sachverzeichnis.

Im Laufe des Jahres 1926 werden erscheinen:

Zweiter Band: **Gewerbehygiene und Gewerbekrankheiten.**

Dritter Band: **Alkohol, Tuberkulose, Geschlechtskrankheiten.** Die richtige Grundlage und die Organisation der Fürsorge einschließlich Armenrecht und das Recht des Kindes. Von Hans Maier - Dresden. Die Tuberkulose. Von Ludwig Teleky-Düsseldorf. I. Soziale Pathologie der Tuberkulose. II. Bekämpfung der Tuberkulose. Ferner folgende Beiträge: Geschlossene und halbgeschlossene Anstalten und Einrichtungen für tuberkulöse Kinder. Von Georg Aprath. Der Lupus und seine Bekämpfung. Von Richard Volk-Wien. Die Tuberkulosebekämpfung in Österreich. Von Alfred Goetzl-Wien. Der Alkohol und seine Bekämpfung. Von E. G. Dresel-Heidelberg. Die Geschlechtskrankheiten einschließlich der Prostitution. Von H. Haustein.

Vierter Band: **Gesundheitsfürsorge.** Fünfter Band: **Die soziale Physiologie und Pathologie.** Sechster Band: **Krankenhauswesen, Rettungswesen, Bäderwesen usw.**

Sozialärztliches Praktikum. Ein Leitfaden für Verwaltungsmediziner, Kreiskommunalärzte, Schulärzte, Säuglingsärzte, Armen- und Kassenärzte. Bearbeitet von zahlreichen Fachgelehrten. Herausgegeben von Professor Dr. med. **A. Gottstein,** Ministerialdirektor der Medizinalabteilung im Preuß. Ministerium für Volkswohlfahrt und Dr. med. **G. Tugendreich,** Abteilungsvorsteher im Medizinalamt der Stadt Berlin. Zweite, vermehrte und verbesserte Auflage. Mit 6 Textabbildungen. (506 S.) 1920. 10 Reichsmark

---

Soziale Pathologie. Versuch einer Lehre von den sozialen Beziehungen der Krankheiten als Grundlage der sozialen Hygiene. Von Professor Dr. med. **Alfred Grotjahn.** Dritte, neubearbeitete Auflage. Mit Beiträgen von Sanitätsrat Dr. med. C. Hamburger, Dr. med. et rer. pol. R. Lewinsohn, Sanitätsrat Dr. med. A. Peyser, Dr. med. W. Salomon, Dr. med. G. Wolff. (544 S.) 1923. 18.50 Reichsmark; gebunden 21 Reichsmark